의학에서의 멘토링

Mentorship in Academic Medicine

Sharon E. Straus · David L. Sackett 지음

정욱진 · 박귀화 · 안석배 옮김

아카데미프레스

Mentorship in Academic Medicine
by Sharon E. Straus, David L. Sackett

옮긴이의 글

의학에서 멘토의 역할은 무엇일까? 옮긴이도 의대에 입학해서 졸업하고, 수련의, 전공의 과정을 마치고 전문의가 되고, 임상 강사(fellow), 스태프(주니어, 중간 경력, 시니어)에 이르기까지 각 과정에서 수많은 실제 멘토를 만나 고민과 문제를 상의하고 같이 해결책을 논의해왔다. 그러던 어느 날 갑자기 나는 멘토로서 잘 하고 있는 것일까, 멘티로서도 잘 해왔던 것일까 하는 의문이 들었다. 그 즈음 의과대학의 학생, 수련의, 전공의 과정의 멘토링 프로그램 체계를 새로 만들어야 해서 고민을 하고 있었는데, 마침 싱가포르국립대학(NUS)에서 열린 아시아태평양의학교육컨퍼런스(APMEC)에 참석했다가 그 곳에서 이 책을 보게 되었다.

이 책에서는 유능한 멘토와 멘티의 특징으로부터 멘토링 프로그램의 전략과 전술, 문제가 있는 멘토링을 어떻게 평가하고 개선하는지에 이르기까지 의학에서의 멘토링을 사례자극학습법(case-stimulus learning approach)을 통해 실제적인 사례와 근거로 고찰하게 해준다. 이 책을 번역하면서 깊은 인상을 받은 몇 가지 점을 이야기하자면, 우선 멘토와 멘티가 '상호' 이득을 얻는다고 하는 점이다. 멘토가 멘티의 논문에 이름을 올리는 것만이 아니고 멘티의 성공을 보는 것만으로도 큰 만족을 얻는다고 한다. 또한, 경력이 적은 이들뿐 아니라 중간 경력 또는 시니어 교수도 멘토링을 받을 필요가 있다고 하는 점이다. 즉, 멘토링은 지식 생성, 지식 보급, 승진과 직업의 장래를 다뤄야 하고 멘티의 직업 경로를 보호하는 일도 포함한다.

그리고 멘토를 영화 '스타워즈'에 나오는 주인공들에 비유한 것이 기억에 남는다. "요다는 염력(Force)의 사용법을 루크에게 가르치는 '코치'이고, 오비완 케노비는 제다이 기사가 되는 것이 무엇을 의미하는지를 그에게 보여주는 '멘토'이다" 멘토가 관찰자적 학습모델인 '역할모델(role model)'도 될 수 있고, 특정 작업과 기술을 가르치는 '코치'가 될 수도 있지만, 멘토는 그 이상의 관계를 내포하는 것이다. 생산적인 멘토링은 개인적인 유대관계, 가치공유, 상호존중, 서로의 책임에 대한 기대와 노력과 보상에 대한 상호의존성의 다섯 가지 기준으로 나타난다고 한다.

사실, 저자들이 밝히듯이, 이 책의 내용을 캐나다, 미국과 같은 의료환경과 달리 멘토와 멘티들이 항상 시간에 쫓기며 분주한 우리나라에 그대로 적용하기는 힘들다. 나 자신도 임상의, 임상의 교육자, 임상의 연구자와 임상의 관리자의 4개의 트랙을 모두 소화해야 하는 환경에서는 언제나 멘티에게 시간을 열어두고 맞이할 준비가 되어 있어야 하는 유능한 멘토의 첫 번째 덕목을 지킬 수 없음을 안다. 그렇지만 이 책에서 어떤 체크리스트를 만들어 어떻게 멘토링 프로그램을 효과적으로 운영해야 하는지에 대한 방법과 그 의미에 대한 힌트를 얻을 수 있다. 그래서 이 책은 사실 의과대학보다는 대학원과 병원내 멘토링 책임자들과 멘토-멘티가 될 연구원, 수련의, 전공의, 임상 강사, 스태프(주니어, 중간 경력, 시니어)에 이르는 모든 의사들과 의과학자들이 읽었으면 하는 책이다.

이 책의 번역 작업에서 가천의대 의학교육학과 박귀화 교수님은 의학교육학적 관점으로, 조선일보 안석배 차장님은 사회과학적 관점으로 참여해주셨다. 그 덕분에 의미를 더욱 다각도로 정확하게 전달할 수 있었다. 두 분께 심심한 감사를 드린다. 아울러, 편집을 도와준 현경림 씨와 아카데미프레스의 홍진기 사장님께도 고마움을 전한다.

아울러 이 책은 http://mentorshipacademicmedicine.com을 통해 독자들과 쌍방향 교류를 시도하고 있다. 많은 자료를 참조할 수 있고, 포럼 참여가 가능하니 의학에서의 멘토링에 대한 갈증을 어느 정도 해소할 수 있을 것이다.

2016년 3월 11일

연구실에서

정욱진 씀

감사의 글

우리는 우리의 멘토, 멘티, 친구 및 동료들로부터 멘토에 대해 상당히 많은 것을 배웠으며, 또한 우리는 그들의 지속적인 지원과 격려에 감사를 표한다. 이 책에서 일부 표를 인용할 수 있도록 허락해준 Jennifer Deevy에 감사하며, 멘토십 조사 결과의 힘든 분류 작업을 하고 이 책의 웹 사이트(www.mentorshipacademicmedicine.com)를 창의적이고 근사하게 제작해준 David Newton에게 감사의 마음을 전한다. Dario Sambunjak 및 Mitch Feldman은 각각 6, 7장의 초기 초안에 대한 그들의 식견과 피드백을 기꺼이 제공했다. Vic Neufeld, Donald Cole, 그리고 Lehana Thabane은 이 책의 초안을 검토하고 그 내용에 대한 사려 깊은 의견을 주었다.

또한 우리는 훌륭한 멘토의 역할모델뿐만 아니라 설문조사를 통해 그들이 어떻게 그 역할을 수행했는지를 시간을 내어 우리에게 설명해준(그리고, 그로 인해 그들의 식견과 전문지식을 당신과 공유할 수 있게 해준) 우리의 멋진 동료들 모두에게 감사한다. 그 멋진 동료들은 다음과 같다: Paul Armstrong, Jesse Berlin, Mohit Bhandari, Dianne Bryant, John Cairns, Bill Clark, Rebecca Clarke, Deborah Cook, Gary Cutter, Dave Davis, Simon Day, Julian Desmond, John Eikelboom, Justin Ezekowitz, Brian Feldman, Amit Garg, Hertzel Gerstein, Paul Glasziou, Christian Gluud, Charles Goldsmith, Vladimir Hachinski, Robert Hart, Brian Haynes, Brenda Hemmelgarn, Carl Heneghan, Asbjørn Hróbjartsson, Clive Kearon, Andreas Laupacis, France Légaré, Sandy MacPherson, Bonani Mayosi, Maureen

Meade, Cindy Mulrow, Jock Murray, Jim Neaton, Andy Oxman, Barry Pless, Don Redelmeier, Roberta Scherer, David Simel, Peter Szatmari, Shaun Treweek, Andrew Vickers, Allyn Walsh, James Ware.

특히, Sharon은 가족의 인내와 지원에 특별한 감사의 마음을 전한다. 또한 그녀는 멘토십을 그녀에게 지속적으로 제공하고 있는 Jeremy Grimshaw, Brian Haynes, Andreas Laupacis 및 Arthur Slutsky에게도 감사드린다.

Dave가 이 책에 기고한 내용의 상당 부분은 그가 저널 *Clinical Trials*에 기고한 칼럼 'Clinician trialist rounds'를 연장한 것으로, 그는 저널 편집자인 Steve Goodman에게 감사한다. 개별 "라운드"는 Sharon, Peter Szatmari 및 Andy Oxman에 의한 고객 주도형이었으며, 종종 전 세계의 동료 연구자들이 전해준 코멘트가 반영되었다.

차례

서론

의학교육에서 멘토십(mentorship)의 중요성에 반박할 학자는 거의 없을 것이며, 아마 당신도 그러한 중요성 때문에 이 책을 읽게 되었을 것이다! 제1장의 설명과 같이, 효과적인 멘토십은 학업적 성공뿐만 아니라 직업과 삶의 만족도를 결정하는 중요한 요인이다. 학업 능력에 대한 대부분의 연구가 학생들의 학습환경에서 멘토링의 필요성을 제기하고 있지만[1-3], 멘토링을 받고 있는 학생들은 20%에 불과하다. 이 큰 격차를 인식한 많은 의료교육기관(academic health institution)들이 멘토링 프로그램들을 개발하고 있지만, 그 과정에서 멘토(mentor)와 멘티(mentee)의 교육 및 이를 지원하기 위한 교육적, 행정적 자원의 부족 또한 인식하고 있는 것이 사실이다. 이 책은 그러한 요구들을 충족시키기 위해 쓰였다.

우리가 멘토십에 관심을 갖게 된 계기

샤론(Sharon)은 옥스퍼드대학교에서 데이브(Dave)의 지도하에 연구를 수행하던 중 멘토십에 관심을 갖게 되었다. 첫 회의에서 데이브는 그녀의 직업적 목표뿐만 아니라 연구 훈련(training)의 목표에 대해서도 설명하도록 했다. 그 설명을 듣고 보인 데이브의 반응이 그녀의 인생을 바꾸었다: 그는 자신이 할 일은 그 연구에서 샤론이 하고자 하는 것을 달성할 수 있게 지원하고, 샤론의 직업적 진로 개발에도 도움을 주는 것이라고 말했다. 데이브의 이런 이타적 행동 및 이타주의는 그 후 몇 년 동안 그녀에게 역할모델이 되었으며, 그의 놀라운 멘토십 능력과 전문지식은 그녀의 직업 및 멘토십 시도에 직접적인 영향을 주었다. 샤론은 교수로서의 첫 출발을 위해 옥스퍼드를 떠날 준비를 할 즈음, 어떻게 하면 데이브가 그녀에게 베풀어준 것에 보답할 수 있을지에 대해 그에게 물었는데, 그의 대답은 "다른 사람에게 똑같이 베푸세요(Do the same for others)"였다. 요즘 샤론은 50명 이상의 대학원생 및 신임 교수진을 멘토링하고 있는데, 그 일에서 가장 만족스러운 부분 중 하나는 멘티들과의 상호작용 및 그들로부터의 배움이다. 샤론의 이러한 경험과 멘토링의 개발 및 지원 방법에 대한 교재의 부족 등으로 우리 집필진은 몇몇 연구 프로젝트를 수행하고, 궁극적으로는 이 책을 쓰게 되었다.

Monsieur Jourdain*과도 흡사하게 데이브(Dave)는 멘토링에 대해 잘 알지도 못하면서 수년 동안 멘토링을 받고 있었다. 데이브는 1958년(인간의 염색체가 여전히 48개로 여겨지던 때) 미국의 의과대학에서 공부를 시작할 때, 그리고 인턴십, 레지던트 시절 및 신장학 임상 강사 시절에 기초의학교수, 내과과장과 신장내과 교수들에게 배정되어 멘토링을 받았다. 그들은 자신의 전문분야를 돕는 추가 인력으로 그를 선택한 것은 아니었다. 대신, 거의 매주 그들은 그가 "알고 있는" 것과 관련하여 그가 사고하는 방식에 문제를 제기하는 시간을 가졌고, 이를 통해 그가 인간생물학 및 임상의학에 대해 알아볼 수 있게 했고, 그를 그런 것들에 대해 깊이 있게 연구하는 방법을 학습할 수 있는 곳(즉, "협의의 의미로" 연구실 및 대학원 과정)으로 인도했고, 그의 일반적인 쓰기 및 말

---

* Monsieur Jourdain은 다음과 같이 말했다: "글쎄, 당신이 그것에 대해 무엇을 알까! 지난 40년 그리고 지금, 나는 그것도 모른 채 지루한 산문을 말하고 있어!" Moliére: *The Bourgeois Gentleman,* 1670. [역주—Monsieur Jourdain은 프랑스 문학의 한 등장인물로 갑자기 부자가 된 후 귀족으로의 신분 상승을 꿈꾸던 인물]

하기 능력을 향상시킬 수 있었으며, 직업적 흥미와 포부를 탐색할 수 있었으며, 다음 직업 선택을 고려하는 데 도움을 줄 수 있었다. 그로부터 25년, 캐나다의 새로운 한 의학전문대학원에서 멘토링 및 멘토링의 실천에 대한 교육을 받은 후, 데이브는 그의 일곱 번째 멘토의 도움을 받아 자신의 두 번째 레지던트 수련을 심화시키고 진행할 수 있었다. 지금 그는 열 번째 멘토를 만나고 있는데, 그간 엄청난 수의 멘티가 그를 거쳐 갔다. 그리고 이제 그는 멘토링의 오묘한 이치를 터득하기 시작했다[4].

누가 이 책의 잠재적인 독자일까?

우리는 학술 연구자와 교육자가 되려는 포부를 가진 사람들(이하 '멘티'로 칭함), 그리고 그들의 생각, 학습 및 개인적, 직업적 능력의 계발을 안내할 경험 많은 사람들(이하 '멘토'로 칭함)을 위해 이 책을 썼다. 우리는 교수 의사(academic physician)이며[즉, 우리는 내과 및 노인의학과의 세부전문의(subspecialist)이며 기타 임상 분야의 전문가는 아님], 주로 북미와 영국에서 활동하고 있다. 우리의 멘티 대부분은 의사였지만, 우리는 간호, 의학, 재활치료, 생물통계학, 의료정보학, 교육, 공학 등 다양한 분야의 사람들뿐만 아니라 임상교육자, 연구자, 관리자 등 다양한 경력을 소유한 사람들을 멘토링해왔다. 이 책에는 교육기관에서 일하는 사람들과 관련된 몇몇 자료가 제시되어 있다. 우리는 우리가 그 이외 형태의 임상의 및 학자(기타 임상분야 또는 경력경로상에 있는)를 위한, 또는 저소득이나 중간 소득 국가에서 일하는 사람들을 위한 멘토십 전문가라고 생각하지는 않으며, 그들 스스로가 자신들의 멘토십 요구에 대한 특유의 문제를 설명하는 멘토십 자원을 식별(또는 생산)하도록 권장한다.

우리는 이러한 자원을 우리의 웹사이트(www.mentorshipacademicmedicine.com)를 통해 이들 독자와 공유하기를 바라며, 이 책의 내용 중에 그들에게 유용했던 점과 그렇지 못했던 점에 대한 토론 또한 이 사이트에서 이루어지기를 바란다. 우리는 이 책을 쓰기 위해 실시했던 문헌조사에서 대부분의 문헌들이 임상 교수들을 위한 멘토링에 초점을 맞추고 임상의 교육자 및 임상의 관리자를 대상으로 한 연구는 별로 없음을 발견했다. 따라서 이러한 경력경로를 따르는 학자들을 위한 멘토십에 대한 우리의 논의가 포괄적이거나 완벽하지는 않을 것이다. 다시 말하지만, 우리는 독자들이 이러한 개인들을 대상으로 한 관련 연구를 우리의 웹사이트로 보내주기를 희망한다.

이 책은 주로 교육기관에서의 멘토링을 대상으로 했다. 따라서 우리는 독자들과 그들의 관심, 목표, 포부, 기회, 자원, 도전, 딜레마 등을 그와 같은 렌즈를 통해 그리고 개인 및 기관의 수준에서 검토했다:

- 개인적 멘토-멘티 수준에서, 우리는 그들이 서로에 대해 기대하는 것, 서로를 발견하는 방법, 서로를 대하는 방법, 멘토링 세션을 계획 및 실행하는 방법, 그리고 (멘티가 그들의 교수 경력을 시작할 때 마주하게 되는) 기회, 도전 및 문제를 식별하고 관리하는 방법 등에 대해 우리가 찾을 수 있는 최상의 근거를 제시했다.
- 기관의 수준에서는, 멘토링에 대한 기관의 요구 및 관심을 평가하는 방법, 멘토링 프로그램의 개발 및 멘토 훈련 방법, 그리고 그것에 대한 평가, 오류의 수정 및 그것을 유지하는 방법 등에 대해 발견 가능한 최상의 근거를 제시했다. 대부분의 문헌은 임상 교수에게 초점을 맞추고 있지만, 우리는 다른 경력경로에 대한 정보 또

한 포함했다. 마찬가지로 대부분의 근거는 수련의 및 주니어 교수에게 초점을 맞추고 있지만, 가능한 한 시니어 교수에 대한 문제들을 다루었다.

이 책은 멘토십의 이론에 대한 것인가, 아니면 실천에 대한 것인가?

멘토링에 대한 이론적 근거 개발을 지속하는 몇몇 훌륭한 사람들이 있지만, 우리는 그들의 부류에 속하지 않는다[5, 6]. 이 책은 멘토링의 실천에 대한 것이다.

이 책은 어떻게 구성되었는가?

이 책에서는 사례 자극 학습법(case-stimulus learing approach)을 사용한다:

- 각 장은 독자가 깊이 생각하고 해결해야 할 시나리오(scenario)로 시작한다.
- 그 다음, 시나리오에서 제기된 문제에 대한 찾을 수 있는 최상의 근거(the best evidence)가 제시된다.
- 끝으로, 시나리오에 제기된 문제에 대한 근거-바탕의 실천 가능한 해법(actionable solution)이 제시된다.

이 책의 자료를 위한 근거를 얻은 곳은?

우리는 다음의 세 출처로부터 각 장의 근거를 확보했다:

1 멘토십 문헌에 대한 체계적인 검토 및 업데이트. 이 책이 인쇄된 후의 업데이트는 우리 웹사이트에서 확인할 수 있다.
2 국제적인 동료들로부터 훌륭한 멘토로 인정받은 이들에 대한 우리의 2012 설문조사. 우리는 다양한 경력경로에서 적극적으로 활동하면서 멘토로서의 전문지식을 일부 갖춘 271명의 동료를 세계의 다양한 학술환경으로부터 확인했다. 우리는 인터넷망 또는 전화 인터뷰를 통해 이들을 상대로 한 설문조사를 실시했는데, 이는 효과적인 멘토십의 목표에 대한, 그러한 목표 달성을 위한 팁에 대한, 멘토십의 잠재적인 문제에 대한, 그러한 문제 극복을 위한 전략에 대한, 그들의 생각을 공유하기 위한 것이었다. 45명의 동료가 우리의 설문조사에 응했으며 그들의 응답은 이 책에서 익명으로 통합되었다. 또한 우리는 우리 웹사이트(www.mentorshipacademicmedicine.com)에도 해당 설문을 게시했으며, 독자들이 방문하여 그 설문에 대한 그들의 응답을 남기기를 희망한다.
3 멘토, 멘티 및 기관 수준의 멘토십 프로그램 개발자로서의 우리의 경험.

GRADE 시스템[7]에는 아직은 문헌의 질적 평가를 위한 척도가 없기 때문에, 각 장에서 제시한 근거의 유효성 및 "신뢰성"을 설명하기 위해 수정된 버전을 사용했다. 간단히 말해, 멘토링 개입의 진정한 효과가 논문에서 추정한 것에 가깝다고 높이 확신하는 경우, 우리는 '높은 수준(*high quality*)'으로 해당 근거를 표시했다. 예를 들어, 근거가 다음의 모든 사항에 해당할 경우 높은 수준으로 판정된다:

- 주요한 제약이 없이 분석에 포함되는 연구 범위가 광범위하다.

- 연구들 간에 차이가 별로 없다.
- 요약 추정치의 신뢰구간이 좁다.

개입의 진정한 효과가 발표된 추정치에 근접할 가능성이 있지만 실제적으로 다를 가능성 또한 있는 경우, 우리는 해당 근거를 '*중간 수준(moderate quality)*'으로 판정한다. 예를 들어, 근거가 다음 중 어떤 항목에라도 해당할 경우 중간 수준으로 판정한다:

- 단지 몇몇 연구가 있었고, 일부는 제한이 있지만 중요한 결함은 없다.
- 연구들 간에 일부 차이가 있다.
- 요약 추정치의 신뢰구간이 넓다.

마지막으로, 실제적 효과가 발표된 추정치와 상당히 다를 수 있는 경우, 해당 근거는 '*낮은 수준(low quality)*'으로 판정된다. 예를 들어, 근거가 다음 중 어떤 항목에라도 해당할 경우 낮은 수준으로 판정한다:

- 연구에 방법론적인 중요한 결함이 있다.
- 연구 결과들 간에 중요한 차이가 있다.
- 효과의 요약 추정치 신뢰구간이 매우 넓다[7, 8].

이 책을 보완하기 위해 사용 가능한 멘토십 자원은?

우리는 웹사이트 www.mentorshipacademicmedicine.com에 이 책의 내용에 대한 보완 및 업데이트를 하고 있다. 이 책은 출판될 당시에 다음을

포함한다:

- 멘토십 체크리스트
- 개별적인 개발 계획
- 다양한 멘토들과의 인터뷰
- 일부 멘토십 시나리오

이 웹사이트의 주요 부분은 각 장에 대한 새로운 근거의 업데이트를 제공할 것이며, 따라서 독자들은 책이 출판된 이후의 신규 또는 바뀐 내용들을 볼 수 있다. 우리는 반복적인 체계적인 검토를 통해 이 근거 기반을 업데이트한다. 또한 우리는 멘티, 멘토 및 기관들을 위해 유효한 새 근거들을 새롭고 효과적인 전략 및 전술로 변환할 것이다.

- 우리는 독자들이 이 웹사이트*를 이용하길 바란다.
- 이 책을 준비하면서 우리가 놓친, 멘토링에 대한 중간 수준 또는 고급 수준의 근거를 (독자들이) 발견할 경우, 본 웹사이트에 추가하길 원한다. 예를 들어, 우리는 주로 고소득 국가의 학술 센터에서 일했다. 따라서 우리는 저소득 국가와 같은 환경에서 멘토링을 하고 있는 동료들의 기여를 환영한다.
- 당신이 멘토링을 하는 또는 멘토링을 받는 과정에서 특별히 부정적인 또는 긍정적인 경험을 한 경우, 각각의 장에 그것을 추가하면서 그것의 "활성" 원칙으로 생각되는 것을 우리에게 알려주면,

* 웹사이트 참여 시 일반적인 표준이 적용되며, 무료로 서명할 수 있고, 모든 것은 익명으로 유지된다.

그것을 적절히 복제 또는 폐기할 수 있을 것이다.

- 우리가 다루지 못한 중요한 부분을 발견하는 경우에도 우리에게 알려주길 희망한다.
- 또한 이 책의 오류(오타, 맞춤법 오류, 기타 실수 등)에 대한 조언에는 항상 감사를 표한다.

참고문헌

1. Genuardi FJ, Zenni EA. Adolescentmedicine faculty development needs. J Adolesc Health 2001; 29: 46–49.
2. Wise MR, Shapiro H, Bodley J, *et al.* Factors affecting academic promotion in obstetrics and gynaecology in Canada. J Obstet Gynaecol Can 2004; 26: 127–136.
3. Palepu A, Friedman RH, Barnett RC, *et al.* Junior faculty members' mentoring relationships and their professional development in U.S. medical schools. Acad Med 1998; 73: 318–323.
4. Sackett DL. On the determinants of academic success as a clinician-scientist. Clin Invest Med 2001; 24: 94–100.
5. Ragins BR, Kram KE. *The Handbook of Mentoring at Work: Theory, Research and Practice*. Thousand Oaks, CA: Sage Publications, 2007.
6. Bozeman B, Feeney MK. Towards a useful theory of mentoring. Adm Soc 2007; 39: 719–30.
7. Guyatt GH, Oxman AD, Vist GE, *et al.* GRADE: An emerging consensus on rating quality of evidence and strength of recommendations. BMJ 2008; 336: 924–6.
8. GRADE Working Group. Available from: http://www.gradeworkinggroup.org/ Accessed Sept 20, 2012.

제 1 장 멘토십의 근거는 무엇인가?

시나리오

200명의 교수진을 거느린 크고 바쁜 임상 부서의 학술적 임상 교수로 첫 해를 보낸 연말에, 당신은 학과장과 당신의 연간 활동에 대한 논의를 방금 끝냈다. 그녀는 당신이 새로 임용된 한 교수에게 대단히 잘하고 있으며, 그 교수가 당신으로부터 큰 안정감을 느끼고 있다고 말했다. 비록 당신은 자신이 꽤 잘했다고 생각하지만(사실, 지난해 당신은 동료-평가 개발 연구비를 받았고, 제1저자 논문 2건 및 공동저자 논문 4건이 언론에서 체계적인 검토를 받았으며, 당신은 임상 진료 시간을 즐기고 있고, 의과대학생 및 레지던트들은 당신의 임상 교수법에 대해 상당히 좋은 평가를 제출했음), 당신은 시간 부족의 압박감이 있고, 일과 삶의 균형에 대해 걱정하며, 성공적이고 즐거운 교수 경력을 향한 "바른 길에(on the right track)" 있는지에 대해 고민하고 있다. 당신은 부서의 여러 선배들로부터 격려를 받고는 있지만, 그들이 얼마나 바쁜지 알고 있기 때문에 그들의 꽉 찬 일정 속에 당신에 대한 조언을 요청하기를 원치 않았다. 하지만 요즘, 당신이 참석했던 학술회의의 멘토링 세션에 고무되고, 학과장의 칭찬에 용기를 얻어, 당신은 자신과 동료 일부가 부서의 공식적인 멘토십 프로그램의 부족에 대해 우려하고 있음을 그녀에게 말한다. 그녀는 부서에 이 생각을 알리고 "홍

Mentorship in Academic Medicine, First Edition. Sharon E. Straus and David L. Sackett.

보"하기 전에 그러한 프로그램에 소요될 시간, 돈, 에너지 이상의 효과가 있음을 입증하는 근거를 보기를 원하며, 당신이 공식적인 멘토링 프로그램이 의대 임상 교수의 경력 개발 및 삶의 만족도에 유용하다는 근거를 수집, 요약 및 평가하는 실무 TFT를 맡아 이끌어줄 것을 권한다. 당신은 TFT에 대한 일부 직원의 지원을 약속받고, 학과장의 권유를 받아들인다.

이 과업의 첫 번째 단계는 근거를 수집하는 것이다; 특히, 무엇이 멘토십의 멋진 사례인가?

이 장에서 우리는 멘토십 토론을 위한 첫 단계로 이 책의 전반에 걸쳐 사용하게 될 정의와 용어를 제공할 것이다. 특히, 무엇이 멘토십이며 무엇이 아닌지를 포함한 우리의 논의 범위를 간략하게 설명하고, 관련된 근거를 기반으로 "멘토십의 사례"를 제공할 수 있도록 당신을 도울 것이다. 우리는 웹사이트(www.mentorshipacademicmedicine.com)를 통해 당신이 이 대화에 참여하기를 희망하며; 당신이 멘토십을 어떻게 정의하는지 그리고 우리가 위의 시나리오에서 제시한 과제를 어떻게 해결할지에 대해 듣기를 원한다!*

멘토십이란 무엇인가?

멘토십의 개념은 그리스어 'Methodology(방법론)'으로부터 유추할 수

* 이 문제를 해결하는 방법은 다양하며, 우리는 이 장의 끝부분에 이 시나리오에 대한 우리의 해법을 제공한다.

있다. 오디세우스는 그가 트로이 전쟁을 위해 왕궁을 떠나면서 그의 오랜 친구 멘토르(Mentor)가 왕궁을 책임지고, 그의 아들 텔레마코스(Telemachus)도 책임지도록 했다. 흥미롭게도 아테나(Athena)는 텔레마코스를 지도하기 위해 여러 차례 자신을 멘토르로 위장했다. 이 이야기로부터 용어 "mentor"는 보다 어린 사람을 지도하는 신뢰할 수 있는 조언자를 의미하는 데 사용되기 시작했다.

최근에는 멘토십을 비즈니스[1] 및 심리학 문헌[2]에서 다양하게 정의하고 있지만, 이 책에서 우리의 초점은 대학 및 대학의 건강과학센터에서 일하는 임상의를 포함하는 학술적 의미의 의학에 둔다. 따라서 우리의 논의에서는 의학교육 문헌에서 일반적으로 인용되는 다음의 정의를 사용한다:

> 경험 많고, 존경받으며, 공감을 일으키는 사람(멘토)이 다른 (일반적으로 보다 어린) 개인(멘티*)에 대해 그들의 사고, 학습, 개인적/전문적 개발 등을 지도하는 과정이다. 종종 (그러나 반드시 그런 것은 아님) 멘티와 동일 조직 또는 동일 분야에서 일하는 멘토는 멘티와 개인적으로 대화함으로써 멘토링을 실천한다[3].

이 정의에서 누락되었다고 우리가 생각하는 한 가지 요소는 멘토십은 멘토와 멘티 사이의 상호 교환(exchange)에 관한 것이며, 이 양자 모두에게 혜택(benefits)을 주는 것이라는 정의이다; 이 장의 뒷부분에서 그러

---

* 우리가 용어 "멘티"를 멘토십의 대상을 칭하는 데 사용함을 유의한다. 문헌에서는 때때로 '제자(protege)'가 '멘티'와 상호 교환적으로 사용되는 용어지만, 우리는 이 용어가 다소 온정주의적인 것임을 알고 있으며, 이 책에서는 단지 '멘티'라는 용어에 충실할 것이다.

한 혜택을 살펴볼 것이다.

버크(Berk)와 동료들은 멘토링은 비공식적, 단기적 관계에서 공식적, 장기적 관계에까지 이를 수 있음을 설명하면서 멘토링의 개념을 좀 더 명확히 했다[4]. *비공식* 멘토링은 조직의 간섭이 없이 발전하는 개인들 사이의 관계이며, 멘토와 멘티의 자연스러운 "함께 가기(coming together)"이다.

예를 들어, 레지던트들은 그들이 임상 로테이션에서 함께 일했고 좋은 협조관계로 발전시켰던 의사를 비공식적 멘토로 생각할 수 있다; 이 상호작용은 궁극적으로는 멘토링 관계로 발전할 일련의 대화들을 야기할 수 있다. *공식적인* 멘토링은 부서의 장이 각 신입 사원은 반드시 한 명의 멘토를 가질 것을 확실히 요구하는 경우처럼 외부자 또는 조직에 의해 시작된다(일부 장소에서는, 의무적으로!).

멘토십 문헌에서 혼동을 유발하는 일반적인 원인은 "멘토"라는 용어가 종종 "역할모델" "코치"라는 용어와 혼용되어 사용된다는 것에 있다. 그러나 우리는 이 용어들이 상당히 다른 개념이라고 주장한다. "역할모델"은 "개인이 관찰한 바람직한 행동 및 특성의 모방을 시도하는 수동적, 관찰자적 학습모델"이다[5]. 사실, 이 역할모델과 개인 간의 사적인 관계는 없을 수 있으며 그들은 종종 자신의 역할을 잊기도 한다! 물론, 멘토 또한 종종 역할모델이 될 수 있지만, 그것은 단지 그 기능의 수동적인 한 단면일 뿐이며, 멘토링은 특정 작업 및 기술의 수행에서 후배 동료를 "코칭"하는 것 이상을 의미한다[6]. 이 코칭 이상의 기능은 종종 자신의 연구 지도교수 또는 학과장과 포부를 가진 의대 임상 교수의 상호작용의 전체 범위를 의미한다[6]. 우리는 영화 '스타워즈'에서 이 차이를 잘 보여주는 재미있는 비유를 발견했다: "요다는 '염력(Force)'의 사용법을 루크에게 가르치는 코치이고, 오비완 케노비는 제다이 기사가 되는 것이 무엇을 의미하는지를 그에게 보여주는 멘토이다"[7].

멘토의 대상은 누구인가?

멘토십에 관한 문헌의 대부분은 후배 또는 새로 임용된 교수를 대상으로 하는 것에 초점을 두고 있다[8~10]. 그러나 자신의 경력 단계와 관계없이 모든 교수는 그것의 혜택을 누릴 수 있다.* 2개 대학의 임상 교수들에 대한 한 질적 연구(중간 수준의 근거)에서 선배(또는 저명한) 교수들 역시 종종 무시되고 있으며 그들 또한 멘토에 대한 공평한 접근권을 가질 필요성을 느끼고 있음이 입증되었다[11]. 우리는 또한 한 대학병원의 소아과에서 개발된 멘토링 프로그램(멘토링 활동의 대상을 주니어 교수뿐만 아니라 중간 경력 및 시니어 교수까지로 하는)에 대한 한 기술적 연구를 발견했다[12]. 중간 경력(부교수 수준)의 교수들에 대한 조사에서, 응답자들은 일반적 진급에 대한 요건 및 일정에 대한, 자신들의 경력 재정립에 대한, 그리고 효과적인 네트워킹 방법에 대한 멘토링을 원하고 있음이 밝혀졌다(그들은 관리직으로의 전환 방법에 대한 멘토의 조언에는 별 관심이 없었다)[12].

시니어 교수들은 파트타임 기회에 대한, 그리고 금융 및 상속 계획에 대한 멘토링을 원했다. 이러한 결과는 멘티의 경력이 쌓임에 따라, 그리고 다른 책임을 맡거나 경력경로 변경을 위해 진화함에 따라, 다른 종류의 멘토링이 요구될 수 있음을 강조한다. 예를 들어, 행정 또는 교육에 대한 한 멘티의 새로운 관심은 이전의 임상 교수의 멘토링 기술

* 데이브 새킷(Dave Sackett)은 1958년 자신의 첫 번째 멘토와 관계를 맺었고, 현재는 그의 열 번째 멘토와 관계를 맺고 있다.

이상의 기술을 요구할 수 있다.

의학교육에서 임상의는 과학자, 교육자, 관리자 등의 다양한 경력경로를 가질 수 있으며, 이러한 직업의 유연성을 갖는 것은 특권이자 의학교육의 즐거움 중 하나이다. 흥미롭게도, 설문조사 및 질적 문헌들(중간 수준의 근거)은 임상 연구원들은 임상 교육자들에 비해 멘토십을 찾을 가능성과 그 멘토링으로 인해 편안함을 느낄 가능성이 더 높음을 시사한다[8~10]. 이러한 차이는 임상 연구원들은 연구 트레이닝을 완료했고, 연구 지도교수를 갖는 데 익숙하며, 더 큰 멘토의 혜택을 추구할 준비가 되어 있기 때문일 수 있다. 또한 이들 연구는—그 인과관계의 가능성을 제기하면서—임상의 교육자(clinical educator)는 임상의 과학자(clinical scientist)에 비해 승진과 관련한 어려움을 겪을 가능성이 더 높음을 시사한다[8~10]. 이 책을 통해 우리는 이들 문헌에서 발견되는, 이러한 경력경로들을 위한 각각의 멘토십 문제들 간의 차이를 확인할 것이다.

멘토십의 효과는 무엇인가?

멘토십은 생산적이고, 만족하며, 사회적으로 책임 있는 교수를 개발 및 유지한다고 주장한다. 그러나 멘토십에 대한 무작위 임상시험은 없었고, 앞으로도 볼 수 있을 거라고 생각하지 않는데, 그 이유는 멘토를 받아들이거나 멘토에 대한 접근이 거부되도록 임상의를 임의로 나누는 것은 방법론적으로 그리고 윤리적으로 문제가 될 수 있기 때문이다.* 따라

* 한편, 멘토십에 관심이 있는 연구센터가 충분히 있을 경우, 단계적 쐐기 집단(stepped wedge cluster) 무작위 연구는 멘토십의 그러한 기능 유무에 대한 강력한 근거를 제공할 수 있을 것이다. 우리는 이 문제를 해결하는 데 관심을 둔 그 어떤 프로그램이라도 있기를 바란다!

서, 이 섹션은 문헌에 대한 3가지 체계적인 평가의 결과를 기반으로 했으며[8~10]; 해당 문헌은 최근(2012년 3월 첫 주)의 검색을 통해 업데이트된 것들이다. 디자인 연구 등의 다른 연구도 포함될 수 있었지만, 최종 선택은 의학교육 교수진을 대상으로 하는 영어 논문으로 제한되었다.

근거 기반의 대부분은 멘토링이 직업의 선택 및 학업의 진전에 미치는 영향을 탐구하는 양적, 체계적 검토에서 요약된다[8]. 그것은 연구 39건을 기술한 42건의 논문을 포함한다[그것들 중 34건은 '단면 자기보고 조사(cross-sectional self-report surveys)'였다]. 멘토십의 질적 문헌에 대한 두 번째 체계적인 검토에서는 9건의 관련 연구가 확인되었다.

본 리뷰의 출판 이후 추가로 13건의 연구를 발견했다:

- 설문조사 7[13~19]
- 형성된 사례 통제 연구 2[20, 21]
- 제어되지 않은 전후 연구 1[22]
- 사례 시리즈 1[23]
- 질적 연구 2[24, 25]

근거 기반 대부분의 출처는 이전에 멘토링을 받았거나 받지 않았던 의대 임상 교수에 대한 일회성 설문조사이다. 이러한 연구들의 방법론적 단점 또한 인지되어야 한다. 특히 멘토링을 받은 학자들이 이러한 관찰 연구에서 더 성공적인 경우, 그들의 성공에 대한 예상되는 설명은 멘토링을 넘어서며, 그들은 출생 때부터 스타가 될 운명이어서 멘토링을 제공하는 우수한 훈련 프로그램에 접근하는 선택의 이점을 갖게 되었을 가능성을 포함한다. 그리고 우리가 지금까지 발견한 대부분의 연구는 한 장소에서 수행된 것이며, 멘티 경력을 충분히 긴 기간 동안 추적한 것은 아니다.

이러한 주의사항을 유념하더라도, 멘토십은 멘토와 멘티 모두에게 직업적 혜택 및 삶의 혜택을 제공하는 것으로 보인다. 우리는 먼저 멘티에 대한 혜택을 살펴본다:

1 *멘토링을 받았던 의대 임상 교수가 더 큰 직업 만족도를 보고했다*(중간 수준의 근거)[14~16, 22, 26]. 멘토십은 직업의 선택뿐만 아니라 일의 만족도에도 영향을 미친다[10, 24]. 예를 들어, 미국에서 24개 의과대학의 교수들에 대한 설문조사에서 멘토가 있는 교수가 멘토가 없는 교수에 비해 상당히 더 높은 직업 만족도 점수를 보였다(100점 척도에서 62.6 vs 59.5, $p < 0.003$). 마찬가지로, 미국의 소화기내과 전문의에 대한 조사에서, 멘토를 갖는 것은 직무 만족도의 예측인자였다[2.32의 교차비(odds ratio), $P < 0.001$][15]. 그리고 영국 런던 King's College 부설 정신의학연구소의 멘토와 멘티에 대한 조사에서, 멘토를 갖는 것은 더 큰 직업적 만족과 연관이 있었다[22]. 반면 Stamm 및 Buddeberg-Fischer는 스위스 의과대학 졸업생 코호트에 대한 반복 설문조사 및 환자-대조군 연구를 통해 7년 이상 추적했으며, 멘토를 갖는 것은 직무 만족도의 예측인자가 아님을 보여주었다[20]. 그러나 멘토십이 자신이 인식하는 직업적 성공은 예측했다[20].

2 *멘토링을 받은 의대 임상 교수는 더 많은 연구비를 받았다*(중간 수준의 근거)[27, 28]. 멘토링은 생산성을 향상시킬 수 있다. 예를 들어, 환자-대조군 연구 내의 한 설문조사에서 멘토링을 받은 1차 진료 임상 강사가 연구비의 주 수혜자가 될 가능성이 2~3배 높았음이 밝혀졌다[28].

3 *멘토링를 받은 의대 임상 교수는 학술 활동을 위한 더 많은 보장된 시간을 보고했고, 더 많은 논문을 생산했다*(중간 수준의 근거)[17, 26, 29-31].

미국에서 3000명 이상의 교수에 대한 설문조사에서, 멘토가 있는 교수가 멘토가 없는 교수에 비해 더 많은 시간을 연구에 할당했다(28% vs 15%, $p < 0.001$)[26]. 또 다른 연구에서는 멘토가 있는 응답자가 연구에 더 많은 시간을 할당할 가능성이 더 높았으며, 연구비 횟수 및 논문의 개수 측면에서도 연구의 생산성이 더 높았다[28].

4 *멘토링을 받았던 의대 임상 교수가 더 빨리 승진했다*(중간 수준의 근거)[8, 18, 32]. 멘토십이 보다 높은 학문적 생산성과 연결되어 있음을 감안할 때, 멘토십은 학문적 발전/승진을 촉진하는 것으로 보인다. 예를 들어, 캐나다 산부인과 연구 강사에 대한 연구에서는 멘토가 있었다고 보고한 사람이 승진할 가능성이 더 높았음을 보여주었다(hazard ratio 2.3; 95% 신뢰구간 1.36~3.99)[32]. 미국, 캐나다, 독일 등의 설문조사에서는 효과적인 멘토링의 부재는 성공적인 교수 경력에 큰 장애물인 것으로 밝혀졌다[8]. 12명의 교수에 대한 소규모의 설문조사에서, 데일리(Daley)와 동료들은 시니어 멘토를 갖는 것이 승진을 결정하는 하나의 요인임을 발견했다[18].

5 *멘토링을 받은 학자가 자신이 교육받은 기관에 그대로 머물 가능성이 더 높았다*(중간 수준의 근거)[33]. 멘토십은 의학교육기관 직원의 모집 및 유지에 핵심적인 역할을 할 수 있다. 예를 들어, 신임 교수의(적응을 위한) 1년간의 개인지도 및 최소한 1년 이상 그곳에서 근무한 주니어 교수에 대한 멘토링, 이 두 가지를 복합한 프로그램에서 멘토 파트너십을 형성하지 않았던 주니어 교수의 38%가 조직을 떠났는데 이는 파트너십을 형성했던 사람의 15%와 비교된다[33].

6 *멘토링을 받았던 의대 임상 교수가 더 큰 학문적 자기효능감(self-efficacy)을 보고했다*(중간 수준의 근거)[13, 22]. 학문적 자기효능감은 의학교육에서 성공할 수 있다는 자신의 능력에 대한 믿음으로 정의된

다. 캘리포니아주립대학 샌프란시스코의과대학(UCSF)의 교수진에 대한 한 조사는 멘토가 있는 사람은 멘토가 없는 사람보다 훨씬 더 큰 학문적 자기효능감을 보고했다고 보고했다[13]. 마찬가지로, 두타(Dutta)와 동료들은 멘토를 갖는 것은 자기효능감과 자존감, 이 둘 모두와 관련이 있음을 발견했다[22].

멘토십이 멘토에 미치는 영향에 대한 문헌은 별로 없으며, 우리는 이 문제에 대해 탐구한 최근 연구 2건을 확인했다[22, 34]. 의과대학생을 위한 멘토에 대한 설문조사에서, 멘토십은 흥미를 되살리고 개인적, 직업적 성장을 야기하는 것으로 보고되었다[34]. 그들의 사전 및 사후 연구에서, 두타와 동료들은 멘티의 문제를 해결하는 데 대한 도움을 주는 즐거움 및 멘티의 발전을 보는 즐거움을 입증했다[22].

근거에서의 차이들

우리가 처음부터 강조한 바와 같이, 멘토링의 무작위 임상시험은 없다. 멘토십과 관련하여 다양한 방향의 무작위 시험을 완료하는 것은 어려운 일일 수 있지만, 우리는 이 장의 앞부분에서 설명한 스텝 웨지 클러스터(stepped wedge cluster) 무작위 시험의 설계 및 수행에서 협력하기를 희망하는 동료들에 대한 우리의 초대는 계속될 것이다. 요약하면, 멘토십이 생산성, 타인에 대한 멘토링 능력, 삶의 질, 멘티의 만족도 등에 미치는 영향을 조사하고자 하는 포부를 지닌 (멘토가 있거나 없는) 학자들에 의한 단기간의 코호트 연구는 멘토십의 위험과 이점에 대한 추가적인 중요한 조망을 제공할 수 있다.

결론 및 시나리오 분석

효과적인 멘토십은 직업의 성공에 매우 중요한 것이다. 그것은 멘토와 멘티 모두에게 혜택을 준다. 반대로 멘토십이 없거나 실패하는 경우, 낮은 생산성이 초래되고 직업적 성공 및 개인적인 성장을 달성할 수 있는 능력이 방해를 받는다는 결론에 도달했다. 이 책의 다음 몇 장에서는 멘토, 멘티, 멘토링 전략 및 전술, 멘토링 프로그램을 개발 및 모니터링하는 기술 등에 대해 생각할 수 있는 몇 가지 방법이 제시된다.

이 장 도입부의 시나리오와 관련하여:

1 당신은 부서에서 서로 다른 경력경로(임상 교육자, 연구자, 관리자) 및 직위(조교수, 부교수 및 정교수)를 포함하는 8~10명의 동료로 구성되는 실무 그룹(TFT)을 개발한다. 당신은 교수들 중에 오피니언 리더로 인식되는 동료를 포함하고, 멘토십의 회의론자뿐만 아니라 지지자들의 포함을 보장하기 위해 의도적인 샘플링을 사용한다.

2 근거에 대한 논의 및 토론 후에, 당신의 실무 그룹은 멘토링이 멘티와 멘토에 피해를 주기보다는 훨씬 더 좋은 역할을 수행한다는 결론을 내린다; 실무 그룹은 당신의 부서에서 체계적으로 운영되어야 한다. 당신은 그 결론을 간략하게 설명할 주요 메시지들로 한 페이지의 요약본을 만든다. 이 메시지를 당신의 학과장이 승인하는 경우, 그것은 당신의 멘토십 전략에 대한 이론적 근거를 형성할 것이며, 당신의 멘토십 프로그램에 다른 사람을 참여시키는 데 사용될 것이다.

3 학과장에게 — 당신의 검토 및 결론에 대한 활발한 토론을 통해 — 누가 설득되었는지를 보고한다.

4 그녀는 당신이 동료들 간의 멘토십의 필요성을 더 잘 이해하기 위해 교수들과 함께 수행할 "수요조사(needs assessment)"에 대한 지원에 동의한다. 그 결과, 당신의 실무 그룹은 현재 얼마나 많은 교수가 멘토가 있는지, 멘토를 원하는지, 자신 스스로 멘토인지, 멘토가 되는 것에 관심이 있는지 등을 확인하기 위한 설문조사를 실시한다.

5 당신의 설문조사는 현재 부서에 존재하는 비공식적인 "되는 대로 식(hit-and-miss)"의 멘토링에 대한 광범위한 불만 및 모든 시니어 훈련생과 모든 신임 교수에게 멘토를 제공한다는 초기의 목표를 가지는 조직적인 멘토링 프로그램의 필요성에 대한 광범위한 지지를 입증한다.

6 학과장은 (지원 인력을 포함한) 멘토링 프로그램의 착수를 위한 자금 지원에 동의한다.

7 마침내, 학과장은 당신과 당신의 실무 그룹 구성원들에게 공식 추천장을 보내며, 당신은 이를 홍보물 및 일체의 서류에 사용한다.

참고문헌

1. Kram KE.Mentoring at work: developmental relationships in organizational life. Glenview: Scott Foresman, 1985.
2. Levinson DJ, Darrow CN, Klein EB, *et al. The Seasons of a Man's Life.* New York: Knopf, 1978.
3. Standing Committee on Postgraduate Medical and Dental Education. Supporting doctors and dentists at work: an enquiry into mentoring. 1998. Available from: www.mcgl.dircon.co.uk/scopme/mentor5.pdf. Accessed 24 April 2012.
4. Berk RA, Berg J, Mortimer R, *et al.* Measuring the effectiveness of faculty mentoring relationships. Acad Med 2005; 80: 66–71.
5. Donovan A. Views of radiology program directors on the role of mentorship in the training of radiology resident. AJR 2010; 194: 704–8.

6. Fielden SL, Davidson M, Sutherland VJ. Innovations in coaching and mentoring. Health Services Man Res 2009; 22: 92–9.
7. Management Mentors. An example of a good mentor. Available from: http://www.management-mentors.com/about/corporate-mentoring-matters-blog/bid/17517/An-example-of-a-good-mentor. Accessed 24 April 2012.
8. Sambunjak D, Straus SE, Marusic A.Mentoring in academic medicine: a systematic review. JAMA 2006; 296; 1103–15.
9. Sambunjak D, Straus SE, Marusic A. A systematic review of qualitative research of the meaning and characteristics of mentoring in academic medicine. J Gen Int Med 2010; 25: 72–8.
10. Straus SE, Straus C, Tzanetos K. Career choice in academic medicine: a systematic review. J Gen Int Med 2006; 21: 1222–9.
11. Straus SE, Chatur F, Taylor M. Issues in the mentor-mentee relationship in academic medicine: qualitative study. Acad Med 2009; 84: 135–9.
12. Schor NK, Guillet R, McAnarney ER. Anticipatory guidance as a principle of faculty development: managing transition and change. Acad Med 2011; 86:1235–40.
13. Feldman MD, Huang L, Guglielmo BJ, *et al.* Training the next generation of research mentors. Clin Trans Sci 2009; 2: 216-21.
14. Chung KC, Song JW, Kim HM, *et al.* Predictors of job satisfaction among academic faculty members: Do institutional and clinical staff differ? Med Ed 2010; 44: 985–95.
15. Travis AC, Katz PO, Kane SV. Mentoring in gastroenterology. Am J Gasteroenterol 2010; 105; 970–2.
16. Wasserstein AG, Quistberg A, Shea JA. Mentoring at the University of Pennsylvania: Results of a faculty survey. J Gen Int Med 2007; 22: 210–4.
17. Kaderli R, Muff B, Stefenelli U, Businger A. Female surgeons' mentoring experiences and success in an academic career in Switzerland. Swiss Med Wkly 2011; 18: 141.
18. Daley SP, Broyles SL, Rivera L M, *et al.* Aconceptual model for facultydevelopment in academic medicine: The underrepresented minority faculty experience. J Natl Med Assoc 2011; 103: 816–21.
19. Anderson MS, Horn AS, Risbey KR, *et al.* What domentoring and training in the responsible conduct of research have to do with scientists' behavior. Acad Med 2007; 82: 853–6.
20. Stamm M, Buddeberg-Fischer B. The impact of mentoring during postgraduate training on doctors' career success. Med Educ 2011; 45: 488–96
21. Orandi BJ, Blackburn S, Henke PK. Surgical mentors' and mentees' productivity from 1993 to 2006. Am J Surg 2011; 201: 260–3.
22. Dutta R, Hawkes SL, Kuipers E, *et al.* One year outcomes of a mentoring scheme for female academics: a pilot study at the Institute of Psychiatry, King's College London. BMC Med Educ 2011; 11: 13.
23. Interian A, Escobar J. The use of a mentoring-based conference as a research career stimulation strategy. Acad Med 2009; 84: 1389–94.
24. Borges NJ, Navarro AM, Grover AC. Women physicians: choosing a career in academic medicine. Acad Med 2012; 87: 105–14.

25. Taylor CA, Taylor JC, Stoller JK. The influence of mentorship and role modeling on developing physician-leaders: views of aspiring and established physicianleaders. J Gen Intern Med 2009; 24: 1130–4.
26. Palepu A, Friedman RH, Barnett RC, *et al.* Junior faculty members' mentoring relationships and their professional development in U.S. medical schools. Acad Med 1998; 73: 318–23.
27. Curtis P, Dickinson P, Steiner J, *et al.* Building capacity for research in family medicine: is the blueprint faulty? Fam Med 2003; 35: 124–30.
28. Steiner JF, Curtis P, Lanphear B, Vu KO. Assessing the role of influential mentors in the research development of primary care fellows. AcadMed 2004; 79: 865–72.
29. Illes J, Glover GH, Wexler L, *et al.* A model for faculty mentoring in academic radiology. Acad Radiol 2007; 7: 717–24.
30. Levinson W, Kaufman K, Clark B, Tolle S. Mentors and role models for women in academic medicine. West J Med 1991; 154: 423–6.
31. Pearlman S, Leef K, Sciscione AC. Factors that affect satisfaction with neonatalperinatal fellowship training. Am J Perinatol 2004; 21: 371–5.
32. Wise MR, Shapiro H, Bodley J, *et al.* Factors affecting academic promotion in obstetrics and gynecology in Canada. J Obstetr Gynecol Can 2004; 26: 127–36.
33. Benson CA, Morahan PS, Sachdeva AK, Richman RC. Effective faculty preceptoring and mentoring during reorganization of an academic medical center. Med Teach 2002; 24: 550–57.
34. Stenfors-Hayes, Kalen S, Hult H, *et al.* Being amentor for undergraduate medical students enhance personal and professional development. Med Teacher 2010; 32: 148–53.

제 2 장 유능한 멘토와 멘티의 특징과 행동은 무엇인가?

시나리오

당신의 현재 상황과 가장 맞는 하나를 선택한다:

1 *새로 임용된 신임 교수:* 당신은 임상 및 전문 연구/교육 수련을 막 마치고, 의과대학에 임용되어 조교수로 일을 시작했다. 당신이 속한 학과의 학과장은 당신에게 학과 대학원생들을 위한 멘토 역할을 할 의향이 있는지 묻는다. 이 시점에서 읽기를 중단하고 다음의 두 가지 목록을 작성하라.

   a) 당신은—특성 및 행동 측면에서—이상적인 멘토는 어떠해야 한다고 생각하는가?

   b) 당신이 이 멘토 역할을 맡을 경우, 당신의 멘티는 어떤 특성 및 태도를 갖기를 원하는가?

2 *중견 교수:* 당신은 성공적인 중견 연구자/교육자이고, 당신이 속한 학과의 학과장은 당신에게 대학원 학생 및/또는 신임 교수를 위한 멘토 역할을 할 의향이 있는지 묻는다. 이 시점에서 읽기를 중단하고 다음의 두 가지 목록을 작성하라.

   a) 당신은—특성 및 행동 측면에서—이상적인 멘토는 어떠해야 한다고 생각하는가?

   b) 당신이 이 멘토 역할을 맡을 경우, 당신의 멘티는 어떤 특성 및 태도를 갖기를 원하는가?

3 *대학원 신입생:* 임상교육을 막 끝낸 당신에게 오늘은 대학원의

보건의료 연구/교육 과정 학생이 된 첫날이다. 그 과정에서는 멘토의 활용이 가능하며, 당신은 며칠 뒤 당신의 멘토를 만나게 될 것이다. 이 시점에서 읽기를 중단하고 다음의 두 가지 목록을 작성하라.

a) 특성 및 행동 측면에서, 당신을 위한 이상적인 멘토는 어떠해야 한다고 생각하는가?

b) 당신이 이 멘토링 기회를 최대한 활용하기를 원할 경우, 당신의 태도는 어떠해야 한다고 생각하는가?

4 *신임 교수에 대한 대체 시나리오:* 임상 및 전문 연구/교육 훈련을 막 마친 당신에게 오늘은 신임 교수가 된 첫날이다. 당신이 속한 학과에서는 멘토십 제도가 운영되며, 당신은 며칠 뒤 당신의 멘토를 만나게 될 것이다. 이 시점에서 읽기를 중단하고 다음의 두 가지 목록을 작성하라.

a) 특성 및 행동 측면에서, 당신을 위한 이상적인 멘토는 어떠해야 한다고 생각하는가?

b) 당신이 이 멘토링 기회를 최대한 활용하기를 원할 경우, 당신의 태도는 어떠해야 한다고 생각하는가?

5 *시니어 교수:* 당신은 매우 성공적인 교수 경력을 가졌으며, 요즘은 당신의 현 단계에서 어떤 (추가의) 멘토링을 추구하는 것이 들이는 시간과 노력을 상쇄할 가치가 있을지 궁금하다. 이 시점에서 읽기를 중단하고 다음의 두 가지 목록을 작성하라.

a) 특성 및 행동 측면에서, 당신을 위한 이상적인 멘토는 어떠해야 한다고 생각하는가?

b) 당신이 이 멘토링 기회를 최대한 활용하기를 원할 경우, 당신의 태도는 어떠해야 한다고 생각하는가?

학문적으로 성공한 학자들은 종종 자신의 성공을 자신의 개인적, 학문적 성장과 발전을 끊임없이 자극하고 이끌어준 자신들의 시니어 동료 한 분 또는 몇몇 분의 기여 덕분이라고 말한다. 이 장에서는 이러한 학문적 성공과 가장 밀접한 관련이 있는 멘토와 멘티의 특성 및 태도에 대해 현재 우리가 알고/이해하고 있는 것들을 요약한다.

제1장에서 지적한 바와 같이, 이러한 이해는 다음과 같은 정황(중간 수준) 근거에서 도출된다; 성공 및 실패한 학자들에 대한 후향적 관찰, 멘티의 선호 및 요구에 대한 단면조사, 멘티에 대한 멘토의 학대와 같은 불미스러운 이야기 등.

유능한 멘토

유능한 멘토의 특성은 무엇인가? 멘토 및 멘티에 대한 질적 연구를 대상으로 한 최근의 체계적인 논문 고찰[1](종설)에서 효과적인 멘토의 여러 가지 특성이 확인되었다. 이 종설로 UCSF 멘토링 시상식에서 평생공로상(Lifetime Achievement)을 받게 되었는데, 추가적인 연구 보고서 등을 포함하여 다시 출판되었기 때문에 우리는 이 리뷰를 업데이트 및 재정리해야 했다[2]. 표 2.1에 요약된 효과적인 멘토의 자질은 다음의 세 종류가 있다. 인격적 특성, 멘티에 대한 태도 및 전문가적 능력이다.

유능한 멘토의 개인적 특성

효과적인 멘토의 개인적 특성은 멘티가 학문적인 경력을 시작하면서 멘티의 모든 긍정적/부정적 태도, 희망, 두려움, 경험 등을 비밀이 유지되면서 터놓고 찾아볼 수 있는 환경을 조성 및 허락할 뿐만 아니라 가능하게 하고 권장하는 특성이 있다.

표 2.1 유능한 멘토의 특성

차원	특성
개인적 특성	이타적인/관대한 열정적인 이해심/인정 많은 편협하지 않은 판단 인내심 있는 정직한 호응을 잘하는 (기밀유지에) 믿을 수 있는 (약속을) 신뢰할 수 있는 적극적으로 경청하는 동기를 잘 부여하는 스스로를 평가하는
멘티에 대한 태도	쉽게 만날 수 있는 멘티와 소중한 관계로의 발전을 위해 노력한다. 멘티의 최고 관심사에 지속적으로 도움을 제공한다. 멘티의 잠재적인 장점을 확인한다. 멘티가 자신의 목표를 설정하고 그것을 달성할 수 있도록 돕는다. 멘티의 성과에 대한 높은 기준을 유지한다. 멘티의 실행 스타일, 비전 및 성격과 조화를 잘 이룬다.
전문가적 능력	자신의 분야에서 이미 성공했으며 존경받고 있다. 추가적인 도움을 줄 수 있는 정보처들과 좋은 관계를 유지한다.

자료 출처: [1]Sambunjak D, Straus SE, Marusic A. 의학교육에서 멘토링의 의미와 특성에 대한 질적 연구의 체계적인 리뷰. Gen Intern Med 2010; 25: 72-8.(Springer Science 및 Business Media 허락); [2]Cho CS, Ramanan RA, Feldman MD. 멘토십의 이상적인 특성 정의: 뛰어난 멘토의 특성에 대한 정성적 분석. Am J Med 2011; 124: 453-8.(Elsevier 허락)

- *이타적인/관대한:* 멘토는 멘토링을 진심으로 좋아해야 하며, 멘티를 위해 자신의 상당한 시간과 에너지를 사심 없이 기꺼이 제공해야 한다. 예전에 한 멘티가 다음과 같은 감사의 글을 남겼다:

> 그녀는 그녀가 공동저자인 프로젝트와 공동저자가 아닌 프로젝트 사이에, 또는 그녀가 연구에서 가깝거나 먼 멘토링 관계

> 를 유지하는 연구원 또는 교수 사이에 차등을 거의 두지 않는다. 예를 들어, 그녀는 그녀의 직업적인 평가나 혜택과는 관계없는 나의 논문 및 연구비 등에 대한 많은 사려 깊은 조언을 위해 주저 없이 많은 시간을 투자했다[2].

아울러 이 이타적이고 관대한 태도는 멘토에 대한 보상 문제를 제기한다. 제1장에서 언급한 바와 같이, 멘토에 자신에게 미치는 영향(impact)에 대한 근거는 별로 많지 않으며, 그것은 대부분 질적인 것이다.

이 근거들과 우리의 경험에 의하면, 멘토링은 과거 자신이 자신의 멘토로부터 받은 혜택을 갚을 기회가 될 수 있고, 멘티의 성공을 보는 흥분과 자부심을 제공할 수 있으며, 멘티의 성공으로 인해 자신의 능력에 대한 부분적인 인정을 받는 즐거움과 흥분을 제공하며, 매우 재능 있는 젊은 인재의 발굴 및 계발을 통해 멘토 자신의 학문적 명성을 높일 수 있으며, 종종, 신뢰할 수 있는 협력적인 젊은 동료를 만나는 계기가 된다[3].

- *열정적인:* 유능한 멘토는 학술적이고 전문적인 진료, 그리고 일반적으로 생명에 대해 강렬하고 열망하고 전염성 있는 즐거움과 흥미를 보여준다. 의학에서 학술적인 경력을 선택하는 멘티에게 가장 중요한 요소 중 하나는 자신의 일에 열심히 임하는 열정적인 멘토에게 노출되는 것이다[4].
- *이해심/인정 많은:* 유능한 멘토는 “자신의 멘티가 어디에서 왔는지” 알고 있으며, 또한 민족성, 언어, 성별 및 세대 간의 차이가 어떻게 효과적인 멘토링을 방해하는 장벽을 만들 수 있는지에 대해 깊이 이해하고 있다[5].

- *편협하지 않은 판단:* 유능한 멘토는 멘티의 경력경로(career path) 및 발전을 위해 "무엇이 최선인지"에 대한 자신의 생각을 강요하지 않으며, 멘티의 가치, 태도, 포부 등에 대해서도 편협된 판단을 하지 않는다. 오히려 그들은 멘티가 스스로 이러한 것들에 대해 정리할 수 있도록 도와준다.
- *인내심 있는:* 멘티는 서로 다른 학습 및 업무 스타일을 가질 수 있으며, 따라서 유능한 멘토는 그러한 것들을 진단하고 멘티의 미흡한 시작, 반복적인 생각, 한계 등에 대해서 인내할 수 있어야 한다.
- *정직한:* 유능한 멘토는 멘티의 연구 아이디어, 프로토콜, 논문 및 프레젠테이션에 대한 장점 및 성공/실패 가능성에 대한 역사적인 사례 및 자신의 의견 제시에서 솔직해야 한다. 항상 지원을 아끼지 않으며, 중요한 부정적인 비판들은 멘티의 동료나 선배들에게서 떨어져 개인적으로 만나 건설적으로(즉, 개선을 위해 제안하는) 조언을 한다. 유능한 멘토는 멘티의 실수나 오류를 윤색하지 않으며, 또한 멘티의 형편없는 연구 아이디어, 자금 지원이 불가능한 프로토콜, 이해할 수 없는 원고, 불가해한 프레젠테이션 등을 무시하지도 않는다.
- *호응을 잘하는:* 유능한 멘토는 멘티가 토론을 위해 그 어떤 주제(자신의 부서 내의 정치적인 문제를 다루는 방법에서부터 학교에서 자녀를 픽업하기 위해 그들의 일정을 조정하는 방법까지)도 제기할 수 있도록 장려할 뿐만 아니라, 이들 주제에 답할 수 있어야 한다. 유능한 멘토은 멘티의 경력 개발에 영향을 미치는 전반적인 요인들에 관여해야 하기 때문에, 멘토의 지식이나 능력을 넘어서는 정보나 전문지식을 요구하는 문제가 제기될 수

있다. 전자의 예로는 아이가 없는 멘토가 마주하게 되는 육아 휴직과 관련된 문제가 있을 수 있고, 후자의 예로는 비임상 멘토가 마주하는 임상 부서의 응급호출 및 당직 일정 간의 충돌이 될 수 있다.

멘티들의 보편적인 문제는 자신의 일과 삶에 균형을 이루는 문제인데, 이는 특히 그들 대부분이 가정을 꾸리기 시작하는 초기나 노년의 부모를 봉양하는 것과의 균형이 필요한 후기에 더욱 그러하다. 이러한 문제가 제기되고 그것이 자신의 지식 범위를 넘어설 때, 유능한 멘토는 신속히 박식한 동료에게 문의하고, 또한 이러한 문제에 대해 "새롭게 강화된 멘토십 팀"과 함께 투명한 소통이 가능하도록 조치한다. 때때로 멘티는 자신의 모기관에는 없는 분야의 연구(또는 기타 학술 활동)를 하기로 결정할 수 있다. 이 경우, 유능한 "모기관"의 멘토는 멘티가 다른 해당 기관의 "연구 멘토"와 협력할 수 있도록 도움을 주는 한편, 멘티 연고 지역의 정책 및 정치에 맞는 경력 개발과 같은 다른 요소에 대한 책임을 계속해서 유지한다. 다시 한 번 말하지만, 멘티에게 제공되는 조언들 간의 충돌 방지를 위해 해당 멘토 팀과의 소통을 유지하는 것은 중요하다.

- *(기밀유지에) 믿을 수 있는:* 열린 커뮤니케이션에 대한 필요성을 감안할 때, 유능한 멘토는 상호 소통 내용에 대한 기밀을 유지해야 한다. 멘티는 멘토와 개인적인 재정 및 학문적 발전 등의 문제들에 대해 자유롭게 논의할 수 있어야 하기 때문에, 그들의 멘토는 그들의 학술적 지위를 직접적으로 통제하지는 말아야 하며(여기서 멘토는 지지자이지 판정하는 사람은 아니어야 한다), 기본급, 행정적 지원 등의 실질적인 자원에 대해서도 직접적인 통

제는 하지 말아야 한다. 그러한 통제는 아이디어, 우선순위, 포부, 비판 등에 대한 자유로운 토론을 방해한다.

- *(약속을) 신뢰할 수 있는:* 유능한 멘토는 멘토링 일정 및 기타 자신들의 약속을 끝까지 지키도록 노력해야 한다. 따라서 유능한 멘토는 충분한 시간이 되지 않는 한 새로운 멘티를 맡지 않는다(또한 학과장 및 학장은 멘토에 필요한 추가의 교수를 모집하지 않는 한 더 많은 대학원생을 모집하지 않는다!).
- *적극적으로 경청하는:* 자신의 멘티에 대한 응답에서, 유능한 멘토는 다음의 세 단계를 나타낸다:
  - 그들은 단어 및 신체적 언어를 통해 그들의 멘티가 말하려는 것이 무엇인지를 확실히 이해한다.
  - 그들의 멘티가 말한 바를 지속적으로 간직한다.
  - 그들은 종종 소통을 방해하는 장애물(예: 멘티의 관심사를 무시하는 것 또는 그들에 대한 도덕적 설교 등)이 없는지 확인한다.
- *동기를 잘 부여하는:* 유능한 멘토는 학문적 우수성, 윤리적 태도, 적절한 전문가적 행위 등에서 멘티들에게 강한 동기를 부여하는 역할모델이다.
- *스스로를 평가하는:* 유능한 멘토는 자기 평가를 통해 멘토로서의 능력을 정기적으로 평가하고, 이 과정에서 멘티 의견 또한 수렴한다. 유능한 멘토는 멘티로부터 그들의 멘토링에 대해 정기적으로 (적어도 매년) 피드백을 받는다.

그들은 멘토로서의 자신의 능력을 정기적으로 평가해야 하며, 그들이 자신들의 멘티를 멘토링하기에 가장 좋은 사람으로 유지되고 있는지 여부를 확인하고(아닐 경우, 보다 적절한 멘토를 찾도록 돕는다), 자신들의 멘토링 능력을 향상시킬 수 있는 방법을 확인해야 한다. 멘티가 발전함에 따라, 유능한 멘토 또한 그들과 일하면서 역할 모델링 및 피드백을 통해 자신들의 멘토십 기술을 발전시키게 된다.

멘티에 대한 유능한 멘토의 행동/태도

전술한 개인적 특성은 멘티에 대한 구체적인 태도로도 표현된다:

- *접근성*: 이는 특히 짧은 시간 사전 통보 및 멘티의 비상 사태의 경우에 대한 접근성이며; 이는 반드시 직접 만나는 것을 의미하지는 않으며, 전화, 스카이프©, 이메일 등을 통한 것일 수 있다.
- *멘티와 소중한 관계로의 발전을 위해 노력한다:* 이는 멘토-멘티의 성공적인 관계를 위해 열심히 노력하며 일하는 것이다. 인종, 언어, 성별, 세대 등의 차이가 멘토십을 위협하는 경우, 유능한 멘토는 안전하고, 신뢰하며, 서로를 지지하고, 협력하는 관계를 만듦으로써, 때때로 "토론 불가한" 문제들을 토론 가능하게 만든다[5].
- *멘티의 최고 관심사에 지속적으로 도움을 제공한다:* 이는 그들의 학업 및 개인적인 목표에 대한 설정 및 성취를 돕는 것이다. 설정 및 성취를 돕는 멘토의 의견은 "길잡이(guide)"로서 표현된다.

> 학생 또는 멘티를 강제로 특정 경로로 이끄는 누군가와 길잡이 사이에는 섬세한 차이가 있다. 길잡이는 몇몇 충고를 제공하며 그것은 단지 조언(advice)으로 인식될 뿐, 명령(order)은 아니다[7].

다르게 말하면: "가장 중요한 것은 그들 문제의 해법을 그들이 찾을 수 있도록 돕는 것이지, 직접 해결해주려고 하지 않는 것이다."

- *멘티의 현재 및 잠재적 강점과 약점을 확인한다:* 유능한 멘토는 이전 멘티와의 경험 및 자신의 지식, 적극적인 경청 및 대화를 통해 멘티가 자신의 현재 및 잠재적 강점과 약점을 인식하고, 강점은 발전시키고 약점은 극복하거나 피할 수 있도록 돕는다.
- *멘티가 목표를 설정하고 그것을 달성할 수 있도록 돕는다:* UCSF 멘토링 수상 지명 서신에 있는 다음 두 가지 인용문구는 목표 설정 및 그 달성을 돕는 것에 대한 명확한 예를 제공한다[2].

> … 멘토로서, [그는] 방향과 기회를 제공했으며, 나 자신의 경로를 차트로 그릴 수 있게 하는 동시에 내가 그 경로를 따를 수 있도록 안내했다.
>
> … [그는] 내가 계획한 궤도에 잘 도달할 수 있게 해주는 고체연료 로켓 부스터와도 같았다. 그러나 궤도에 도달한 시점에서 나로부터 분리되었지만, 그는 여전히 내 인생에서 일정한 역할을 유지하고 있으며, 그 역할들은 임무 제어, 나의 진전상황 모니터링, 정기적으로 매우 유용한 조언 제공, 나의 필요에 따라 편집자, 또는 전략가로서의 역할 수행 등이다.

- *멘티의 성과에 대한 높은 기준을 유지한다:* UCSF 보고서의 또 다른 인용문구이다[2].

> … [그는] 나의 능력, 지식, 태도에 대한 정확한 평가를 계속했고, 내가 가졌던 것보다 더 높은 개인적인 목표의 설정 및

그 달성을 위해 도전하도록 격려했다. [그는] 내가 장래에 할(될) 수 있는 것들을 미리 보았기 때문에 뛰어난 멘토였다.

- *멘티의 실행 스타일, 비전 및 성격과 조화를 잘 이룬다:* 유능한 멘토는 새 멘티의 실행 스타일, 비전 및 개성을 빠르게 진단하고, 자신들의 그것과 비교하여 신속하게 조화를 이룰 수 있도록 한다. 여전히 부조화가 있는 경우, 유능한 멘토는 더 조화를 이룰 수 있는 멘토를 물색한다.*

유능한 멘토의 전문가적 능력

다음의 네 가지 이유로 인해, 높은 전문가적 능력은 유능한 멘토가 되기 전의 중요한 요건이다. 그 첫째는 충분한 학문적 업적 및 동료들로부터의 존경이다. 이는 그가 멘토로서 멘티의 학업 및 연구에 대한 인정, 저작권, 연구비 등의 문제를 지원함에 있어서 안정감을 줄 것이다. 실제로, 유능한 멘토는 이 보조적인 역할을 적극적으로 추구한다. 제5장에서 설명되는 바와 같이, 멘토가 인정받기 위해 자신의 멘티와 경쟁할 경우 재난이 발생한다. 최악의 경우, 그것은 멘토의 연구비를 위해 멘티의 아이디어를 도용하거나 멘티가 획득한 책임저자 위치를 도용하기에 이를 수도 있다. 안타깝게도 이러한 경쟁은 일반적이며[7], 이러한 경우 멘티는 학과장이나 프로그램 책임자의 도움을 받아야 한다. 멘티가 지적 권한 및 당연한 인정을 되찾은 경우에도, 그 경험이 그들에게는 상처가 될 수 있고, 그 후로 동료를 신뢰하는 데 어려움을 겪거나

---

* 이러한 행동을 통해, 유능한 멘토는 미래에 역시 유능한 멘토가 될 것으로 기대되는 그들의 멘티에게 "역할모델"이 될 수 있다.

때로는 기관을 떠난다. 더욱이 우리는 이 끔찍한 상황을 목격하는 그의 주니어 동료들에 대한 두 불유쾌한 효과를 관찰했다. 최악의 경우, 이러한 잘못된 상황이 점검 및 개선되지 않을 경우, 그들은 그것을 표준적인 학술 관행으로 간주할 수 있고, 그것을 자신들을 위한 모델로 삼을 수도 있다. 또한 그들은 그것을 이류(하층) 기관의 현상으로 간주하고 그 곳을 떠나거나, 이와 비슷한 경험을 피하기 위해 아예 학계를 떠날 수도 있다.

높은 전문가적 능력이 유능한 멘토의 전제 조건인 두 번째 이유는 유용하고 도움이 되는 동료들의 네트워크를 이용할 수 있는 능력 및 자신의 멘티에게 혜택을 주기 위한 의료, 연구자금, 지역사회 등에 대한 인맥 때문이다. 사회적 상호작용, 조언, 선발권 및 단기파견, 고위 교수직, 심지어 영구 교수직 등의 기회에 문을 열 수 있는 그들의 능력은 그들 멘티의 학업 발전의 품질 및 속도 모두에 혜택을 줄 수 있다.

높은 전문가적 능력이 유능한 멘토의 전제 조건인 세 번째 이유는 그들이 이미 자신의 '도구함'에서 교수 경력을 위해 사용 중인, 실용적이고도 시간과 에너지를 절약하게 해주는 많은 전략 및 전술 때문이다. 그들은 앞다투는 우선순위 간의 결정[8], 집필 시간의 확보[9], 이메일 관리[10], 그들이 실제로 하지 않아야 하는 작업을 요청하는 경우(친절하게) "아니오"라고 답변하기[11], 사무실 운영, 직원의 고용 및 관리 등을 위한 노하우를 이미 알고 있다. 멘티가 이러한 '도구함'에 접근이 가능할 경우, 엄청난 양의 시간과 에너지의 절약이 가능하여, 그들은 그것을 학술적 탐구 및 자신의 일-삶의 균형감 증진에 사용할 수 있을 것이다.

네 번째 이유는 높은 전문가적 지위에 따르는 "권위(authority)"인데, 이는 다른 사람(심지어 시니어 학자 및 행정가)의 요구 및 나쁜 행동으로부터 자신의 멘티를 보호하거나 구출하는 데 사용될 수 있다. 그들이 진정으로 하지 말아야 하는 작업에 대한 요청에 멘티가 (친절하게) "아니오"라고 하기를 꺼리는 경우, 멘토가 대신 그것을 할 수 있다(또는 적어도 반대하는 강한 조언을 할 수 있다). 그리고 시니어 멘토는 말과 행동으로 자신의 멘티를 해하려고 하는 모든 "상어들(sharks)[12]"로부터 멘토를 더욱 안전하게 지킬 수 있다.

전술한 내용을 감안할 때, 비록 "동료 멘토(peer mentor)"[13, 14](자신의 멘티에 비해 추가 교육이나 추가적인 경험이 거의 없는)가 훌륭한 도덕적 지원 및 단기적이고 실용적인 조언을 제공할 수 있을지라도, 그들은 유능한 멘토의 확립된 학술적 업적, 네트워크, 경험 등에서 부족하다. 물론, 여기서 예외 상황은 고령의 학자가 멘토로 자신의 젊은 동료를 찾는 경우이다.

유능한 멘티

유능한 멘티의 특성은 위에서 설명한 멘토링의 질적 연구에 대한 UCSF 종설에서 확인되었고, 표 2.2에 요약되어 있다.

유능한 멘티의 개인적 특성

멘티의 개인적 특성은 유능한 멘토의 그것과 유사하다.

- *이해심/인정 많은:* "자신의 멘토가 어디에서 왔는지" 이해하고, 다른 사람들의 도전 및 어려움에 대해 깊이 인식하고 공감한다. 예를 들어, 자신의 멘토가 동일한 마감 시한을 가진 연구를 하고 있는 여러 멘티들을 위한 교부금 신청을 검토하고 있는 경우, 유능한 멘티는 이 동시적인 여러 요구들을 인식 및 수용한다.

표 2.2 유능한 멘티의 특성

차원	특성
개인적 특성	이해심/인정 많은 열정적인 편협하지 않은 판단 인내심 정직 호응을 잘하는 (기밀유지에) 믿을 수 있는 (약속을) 신뢰할 수 있는 적극적으로 경청하는 피드백에 대한 열린 자세 스스로를 평가하는
멘토에 대한 태도	"관계의 진전"에 대한 책임을 진다. 만남의 시간을 존중한다. 준비하고 온다. 문제 및 이슈의 확인 및 제시에 적극적이다. 멘토 시간 및 다른 약속들을 존중한다.

자료 출처: [7]Straus SE, Johnson MO, Marquez C, Feldman MD 등. 성공 및 실패한 멘토링 관계의 특성: 두 기관에 걸친 질적 연구. Acad Med 2013; 88: 82-9.(Wolters Kluwer Health 허가)

- *열정적인:* 멘토와 마찬가지로, 유능한 멘티 또한 학문적 의료 행위에, 개선을 위한 새로운 지식을 생산하는 연구방법의 추구에, 그리고 일반적으로 삶에 강한 열망, 즐거움 및 관심을 보인다. 열정적인 멘티는 멘토에게는 자극제가 되고 주니어 교수와 연수생들에게는 좋은 역할모델이 된다.
- *편협하지 않은 판단:* 이는 멘토의 가치, 태도 및 포부에 대해 그러하다. 그들은 자신의 경력경로 및 발전을 위해 "무엇이 최선인지"에 대한 멘토의 생각에 동의하지 않을 수도 있지만, 그것이 관계를 억압하거나 방해하지 않는 이상 멘토를 존중한다. '멘티는 스스로 자신의 가치, 자세 및 포부를 바르게 이끌 수 있다'는 말도

있다.

- *인내심:* 그들은 멘토의 일정, 다른 약속 및 기타 제한사항에 대해 참을성이 있다.
- *정직:* 자신의 아이디어와 의견 제공, 비판에 대한 반응, 그리고 멘토십의 성공 여부 및 (필요한 경우) 개선 방향 평가 등을 수행할 경우 정직하게 한다. 그들 멘토의 경험이나 역량을 넘어서는 문제가 발생하는 경우(예: 아이가 없는 멘토가 마주하는 육아휴직 관련 문제, 비임상 멘토가 마주하는 임상부서의 응급 호출 및 당직 일정 간의 충돌 관련 문제), 그들은 외부의 도움을 요청하는 것을 주저해서는 안 된다.
- *호응을 잘하는:* 그들은 자신의 멘토가 제기하는 모든 문제에 대해 호응을 잘한다.
- *믿을 수 있는:* 그들은 그들 멘토에게 기밀성 유지에 대한 믿음이 있다.
- *신뢰할 수 있는:* 그들은 멘토링 일정에 대한 준비, 멘토링 일정의 준수, 그들 멘토와의 약속 이행 등에서 신뢰성이 있다.
- *적극적으로 경청하는:* 멘토와의 대화 시 적극적으로 경청하면서, 다음의 3단계를 보인다:
  - 그들은 단어 및 신체적 언어를 통해 그들의 멘토가 말하려는 것이 무엇인지를 확실히 이해한다.
  - 그들의 멘토가 말한 바를 지속적으로 간직한다.
  - 그들은 종종 소통을 방해하는 장애물(예: 멘토의 관심사를 무시하는 것 또는 그들에 대한 도덕적 설교 등)이 없는지 확인한다.
- *피드백에 대한 열린 자세:* 멘토링의 질적 연구에서 한 참가자는

다음과 같이 언급했다:

> … 멘티는 멘토의 조언을 진지하게 경청하고 받아들여야 한다. 그리고 그것이 반드시 모든 조언을 따라야 함을 의미하지는 않지만; 한편으로는, 만약 당신이 누군가와 함께 일하고 있고, 그들이 당신이 이미 알고 있는 것을 조언하는 경우라도, 만약 당신이 그 조언 모두를 무시한다면 그것은 무익한 상호작용이 될 것이다[7].

- *스스로를 평가하는:* 그들의 멘토, 선생님, 주니어 연수생, 동료 등으로부터의 피드백 및 자기 평가를 통해 정기적으로 자신의 능력을 평가한다.

멘토에 대한 유능한 멘티의 태도

- UCSF 연구는 "관계 진전"의 책임을 다하는 멘티의 기본적인 행동을 확인했다:

> … 당신은 당신이 원하는 모든 일을 획일적으로 시작할 수는 없다. 당신의 멘토를 만나기 전에 당신은 도움을 필요로 하는 문제가 무엇인지에 대한 실제적인 당신의 생각이 있어야 한다. 그 문제에 대한 당신 자신의 분석을 가져갈 경우, 멘토는 훨씬 더 효율적으로 자신의 생각 및 분석을 제공할 수 있을 것이다[7].

- 유능한 멘티는 멘토와의 만남의 시간을 존중하고, 이전에 확인된

토론 주제와 일정 등을 미리 준비해서 만남에 임하며, 이슈 및 문제의 식별 및 제시에 적극적이다.

- 유능한 멘티는 만남을 가진 후 합의된 과업들을 적시에 수행한다. 이 과정에서 그들은 멘토의 시간과 다른 약속들을 존중한다. 이러한 존중은 만남을 갖기 전 충분한 시간을 두고 원고 등의 초안을 멘토에게 보냄으로써 표현되며[15, 16], 그 결과 멘토는 해당 자료에 대한 철저한 사전 검토를 할 수 있게 된다. 실제로, 사전 발송 없이 빠른 검토를 반복적으로 요청하는 것은 멘토에 대한 스트레스 및 멘토십 관계의 긴장 요인이 될 뿐만 아니라, 여러 멘티를 돌보는 멘토를 극도로 피곤하게 하는 원인으로 확인되었다.

생산적인 멘토링

전술한 멘토와 멘티의 특성 및 태도는—그 모든 요소가 "동조"하여 완전히 발휘되는 경우—생산적인 멘토링의 다섯 가지 기준에서 드러난다(아래의 다섯 기준 및 표 2.3 참조):

- *개인적인 연결(유대관계):* 이는 우정을 넘어서며, 일반적인 "학생-교사"의 울타리를 훨씬 더 넘어선다.
- *일련의 가치 공유:* 연구, 임상작업, 사회생활 등의 접근법에 대한 가치를 공유한다.
- *상호 존중:* 서로의 시간, 노력, 기대 등을 존중한다.
- *분명한 기대:* 서로의 책임에 대한 기대이다.
- *상호의존성:* 노력과 보상에서 상호의존한다.

제3장 및 제4장에서는 이러한 특성 및 태도가 어떻게 효과적이고 효율적인 멘토십을 정립하고, 실행하고, 즐기는 데 이용될 수 있는지를 보여줄 것이다.

유능한 멘토는 얼마나 많은 멘티를 멘토링할 수 있을까?

우리는 북미, 유럽 및 아프리카에서 대학원생 및 주니어 학자들을 효과적으로 멘토링한 30명의 동료(서론에서 열거된)를, 그들의 실적 자료와 함께 확인했으며, 그들에게 위와 같은 질문을 했다. 다음은 조사 진행 당시에 그들이 멘토링하던 "대다수의" 멘티 및 멘토 자신의 상황에 대해 그들이 답변한 것을 우리가 정리한 것이다.

1 대학원생/연수생 수준의 학생을 대상으로 하는 경우, 그들은 개인적, 직업적 경력 개발을 위한 멘토링과 논문 개인지도(이는 고품질의 논문을 만드는 것에 관한 과학적 문제에 대해 조언하는 것으로 제한된다)를 구별했다.

2 우리의 일부 동료는 연간 최대 여섯 건의 논문을 지도한다(논문제출 및 문답시험 동시 진행의 학기말 압박은 그들을 한탄하게 한다).

3 그러나 그들은 한 번에 세 명 이상의 대학원생/연수생에 대한 멘토링은 거의 하지 않는다[석사(MSc) 수준에서는 가끔 이 이상, 박사(PhD) 수준에서는 대개 이 이하를 한다].

표 2.3 어떻게 멘토와 멘티의 특성 및 태도가 멘토링 과정에서 긍정적 "테마"를 만드는가?

테마	질적 인터뷰의 실제 사례 인용
멘토와 멘티 사이의 *개인적인 연결(유대관계)*의 발전	"…당신이 누군가가 (의무감에서가 아니라 자신이 원해서) 실제로 당신이 무슨 생각을 하는지 그리고 당신이 누구인지를 알고 싶어 한다고 느끼는 그런 관계를 갖는 것." "멘토와 멘티는 동일한 공감대를 가지고 있지만 단순한 친구는 아니다." "내가 만난 사람, 그리고 나와 비슷한 관심사를 가진 사람은 많이 있지만, 나와 개인적인 관계를 맺은 사람은 별로 없다."
연구, 임상연구, 개인생활 등에 대한 접근방식 관련한 *가치 공유*	"멘토십은 멘토가 공통의 기반을 가질 때, 그리고 유사한 아이디어, 관심 및 가치를 가질 때 잘 작동했다."
서로의 시간, 노력 및 능력에 대한 *상호 존중*	"두 사람은 서로의 능력 및 요구를 존중해야 하며, 공통의 목표를 향해 함께 일한다."
관계의 *명확한 기대*: 멘토와 멘티 모두에 대한 것으로, 관계가 시작될 때 요약되며 시간이 지나면서 상기하게 되는 기대	"상호 책임: 멘토는 멘티에 대한 기대를 가지며, 멘티 또한 멘토에 대한 기대를 갖는다." "관계에서 멘티가 기대할 수 있는 것, 멘토가 당신이 알고 있을 것으로 기대하는 것 등에 대한 가이드라인을 시작 단계에서 설정하는 것이 도움이 될 것이다."
상호의존성: 멘토링의 양방향 특성을 인식하는 것으로, 이는 지속 가능하고 상호 보람을 주는 관계를 만들기 위한 전략의 고려사항을 포함한다.	"그것은 양방향 도로여야 한다 — 결코, 주기만 하는 일방향 도로일 수 없는데, 그 이유는 그럴 경우 모든 것이 소모되어 없어지기 때문이다. 멘토는 멘티의 성공을 보는 것만으로 큰 만족을 느낄 수 있다. 그리고 멘토십에서 그것이 가장 중요한 부분이지만, 멘토 또한 그러한 만족 이외에 일종의 실질적인 보상(그들이 새롭게 충전되어 계속해서 또 다른 멘티를 위한 멘토링을 할 수 있도록 하게 하는)을 필요로 한다. 그것은 멘티의 출판물에 이름을 올리는 것 또는 그것으로 인해 인정을 받는 것 등일 수 있다."

자료 출처: [7]Straus SE, Johnson MO, Marquez C, Feldman MD 등. 성공 및 실패한 멘토링 관계의 특성: 두 기관에서의 질적 연구. Acad Med 2013; 82-9.(Wolters Kluwer Health 허가)

4 대학원생/주니어 교수 수준에서 멘토가 '풀타임' 멘토링을 제공하는 멘티의 수는 두 가지 형태를 보인다. 많은 멘토들(특히 버거운 임상 책임이 있는 이들)은 한 번에 한 명의 멘티를 맡는다(그리고 이러한 멘토십은 대부분 의대에서 교육 중인 멘티와 시작한다). 반면, 두 번째 집단의 멘토는 한 번에 세 명의 멘티를 맡는다. 초기에, 이 멘토링은 매주 또는 더 자주 접촉하며 집중적으로 진행된다.

5 현재의 멘티가 연구비 획득에 성공하고 논문을 생산하는 경우, 멘토링의 강도는 감소하게 되며, 새로운 멘티를 맡을 여력이 생긴다.

6 그러나 학문적으로 성공한 멘티는 일반적으로 자신의 멘토와의 관계를 유지하면서 그들의 진행상황 및 우선순위에 대한 주기적인 검토작업에 참여한다(이것은 특히 취업 기회를 고려하는 경우 더욱 그러하다).

7 위에서 보고된 멘티의 수는 연구 동료, 연구 코디네이터 등 또한 멘토링을 필요로 하는 센터들에서는 과소평가된 것이다.

우리 설문조사 결과에서 "인적자원"의 함의는 대학원생과 새로운 교수에게 고품질의 멘토링을 제공하기를 원하는(또는 요구하는!) 부서 및 기관들 중, 그 모두에게 상당한, 그리고 일부에게는 매우 놀라운 의미를 가진다. 단기 솔루션은 일부 멘티의 요구에 부응하는 "원거리 멘토링"을 포함하지만, 고품질 멘토링 능력의 확장 없이 큰 이익이나 명성을 얻기 위한 대학원 프로그램의 신설 및 확장은 학생들의 불안과 신뢰도 실추의 결과를 낳을 것이다. 유사하게, 대학들이 모든 교수가 멘토를 갖도록 의무화하는 경우, 그들은 이 목표의 달성을 위한 추가의 멘토를 모집, 교육 및 유지해야 할 것이며, 이들의 추가적인 여행경비 상환 및 그들 재직 기간 동안의 기여 등에 대한 추가적인 인정이 필요할 것이다.

근거에서의 차이들

이미 설명한 바와 같이, 이 장의 자료 대부분은 멘토와 멘티에 대한 단면조사 및 인터뷰를 기반으로 한 GRADE "중간 수준"에 있다. 우리는 전체의 연구 경력을 통한 또는 다른 경력경로에 있는 사람들에 대한 효과적인 멘토십을 다룬 문헌을 찾을 수 없었다.

결론 및 시나리오 분석

멘토와 멘티의 이상적인 특성과 태도에 대한 당신의 설명이 이 장의 본문에서 설명된 내용과 얼마나 잘 일치하는가? 중요한 요소들 중 빠진 것이 있다면, 그 이유를 생각해본다. 우리가 놓친 중요한 요소들이 있는 경우, 우리의 웹사이트에 기록하길 희망한다!

참고문헌

1. Sambunjak D, Straus SE, Marusic A. A systematic review of qualitative research on the meaning and characteristics of mentoring in academic medicine. Gen Intern Med 2010; 25: 72–8.
2. Cho CS, Ramanan RA, Feldman MD. Defining the ideal qualities of mentorship: A qualitative analysis of the characteristics of outstanding mentors. Am J Med 2011; 124: 453–8.
3. Romberg E,Mentoring the individual student: Qualities that distinguish between effective and ineffective advisors. J Dent Ed 1993; 57: 287–90.
4. Straus SE, Straus C, TzanetosK. Career choice in academic medicine: a systematic review. J Gen Int Med 2006; 21: 1222–9.
5. Bickel J, Rosenthal SL. Difficult issues in mentoring: recommendations on making the "undiscussable" discussable. Acad Med 2011; 86: 1229–34.

6. Chittenden EH, Ritchie CS. Work–life balancing: challenges and strategies. J Palliat Med 2011; 14: 870–4.
7. Straus SE, Johnson MO, Marquez C, Feldman MD. Characteristics of successful and failed mentoring relationships: qualitative study across two institutions. Acad Med 2013; 88: 82–9.
8. Sackett DL. Clinician–trialist rounds. 3: Priority setting for academic success. Clin Trials J 2011; 8: 235–7.
9. Sackett DL. Clinician–trialist rounds. 1: Inauguration, and an introduction to time-management for survival. Clin Trials J 2010; 7: 749–51.
10. Oxman A, Sackett DL. Clinician–trialist rounds. 13. Ways to advance your career by saying "no" Part 1: Why to say "no" (nicely), and saying "no" to email. Clin Trials J 2012; 9: 806–8.
11. Oxman A, SackettDL. Clinician–trialist rounds. 14 Ways to advance your career by saying "no" Part 2: When to say "no" and why. Clin Trials J 2013 (in press).
12. Johns RJ. How to swim with sharks: The advanced course. Trans Assoc Am Physicians 1975; 88: 44–54.
13. Santucci AL, Lingler JH. Schmidt KL *et al.* Peer-mentored research development meeting: a model for successful peer mentoring among junior level researchers. Acad Psych 2008; 32: 493–7.
14. Johnson KS, Hastings SN, Purser JL, Whitson HE. The junior faculty laboratory: an innovative model of peer mentoring. Acad Med 2011; 86: 1577–82.
15. Szatmari P, Sackett DL. Clinician–trialist rounds. 11. When your grant gets turned down – Part 1: Remorse, anger and reconciliation. Clin Trials J 2012; 9: 447–9.
16. Szatmari P, Sackett DL. Clinician–trialist rounds. 12. When your grant gets turned down – Part 2: Resurrection. Clin Trials J 2012; 9: 660–3.

제 3 장 멘토십을 어떻게 시작할 수 있을까?

이 장은 유능한 멘토와의 연결을 원하는 멘티의 관점에서 작성되었으며, 효과적인 멘토링에 대해 정립한다.

시나리오

당신은 이미 노인병전문의 임상수련을 마친 후 임상역학 박사 후 수련 또한 완료했다. 당신은 이들 교육을 서로 다른 대학에서 완료했고, 이전에는 일했던 적이 없는 세 번째 대학에서 교수로 채용되었다. 당신은 약 15건의 논문을 썼으며(그 절반은 졸업 논문 및 연구원 교육 과정에서, 그리고 다른 절반은 당신이 공동저자인 합동 프로젝트에서 쓴 것이다), 운영 연구비 신청 및 급여 지원 연구비 신청을 진행하고 있다; 후자는 멘토의 추천서를 필요로 한다. 당신의 새 학과장은 활동적이며, 당신의 연구 분야에 대해 지지하는 것으로 보인다. 그녀는 당신에게 즉시 멘토를 찾을 것을 권장한다. 당신은 이 새로운 대학에서 아는 사람이 별로 없지만, 급여 지원(연구비) 신청을 준비하는 작업을 당장 가이드할, 그러나 연구원, 교육자 및 임상의로서 성장하고 성공하는 당신을 장기에 걸쳐 도울 멘토를 찾을 필요가 있음을 인식하고 있다. 어떻게 멘토를 찾을 수 있을까?

어떻게 멘토를 찾을 수 있을까?

제2장에서는 멘티가 멘토로부터 발견해야 하는 것에 초점을 맞추었고, 이 장에서는 그것을 바탕으로 멘토를 찾아내는 방법 및 효과적인 멘토링 관계로 발전시키는 방법에 대해 설명한다.

먼저, 당신은 자신의 멘토를 스스로 찾아야 하는가, 아니면 당신에게 할당될 멘토를 그저 앉아서 기다려야 하는가?

일부 교육기관에서는 멘토링 프로그램에 의해 멘티에게 멘토가 지정되며, 그러한 프로그램은 학과장 또는 멘토십 운영자 등이 수행한다. 후자의 접근방식은 해당 센터에서 이전의 교육 과정을 마친 멘티에게 잘 적용될 수 있는 방법이다. 그들은 이미 함께 일했던 사람들 중에 누가 자신의 이상적인 멘토가 될 수 있을지를 알고 있을 것이다. 그러나 이 방식은 이 기관에 새로 들어온 사람에게는 어려운 일일 수 있다.

우리는 멘티에게 할당된 멘토 및 자신이 선택한 멘토의 영향을 비교하는 어떤 정량적 연구도 발견하지 못했다. 한 체계적인 검토[1] 내의 네 건의 질적 연구는 '할당된 멘토' 대(vs) '멘티가 선택한 멘토'(중간 수준의 근거)[2-5]에 대해 탐구했는데, 멘티들은 멘토를 자신이 선택하는 것을 선호한다고 보고했다. 예를 들어, 우리가 실시한 한 질적 연구에서[3], 멘티는 멘토가 할당되는 것은 멘토십의 실패를 야기할 수 있는 "강제적인 관계(forced relationship)"로 이어질 수 있다고 느꼈으며, 또한 "일과 후에 당신이 [당신의 멘토]와 무언가를 하지 않을 경우, 아마도 당신은 일과 중에도 그와는 아무 것도 하지 않을 것"으로 느꼈다. 멘토를 할당하는 것은 효과적인 멘토십의 관계에서 중요한 요소인 대인관계 측면을 무시할 수 있다. 성공적인 멘토링이 공식적인 할당을 통해 개발될 수는 있지만, 관계는 관련된 개인에 따라 다양할 수 있으며, 개인적인 관계가 시간이 지남에 따라 발전할 수 있을지 여부에 따라 성공 또는 실패할 수 있다.

이것은 미래의 멘티가 멘토를 찾는 일을 전적으로 스스로 하라는 의미는 아니다. 몇몇 질적 연구에서 멘토를 찾기 위한 가이드라인은 중요하다는 것을 제기한다(중간 수준의 근거)[1, 3]. 어떤 기관에 새로 임용된 교수의 경우, 멘토를 찾기 위한 가이드라인이 특히 도움이 되는 것으로 나타났다. 예를 들면, 학과장은 유사한 관심에 기초하여 멘티에게 잠재적 멘토의 목록을 제공할 수 있을 것이다. UCSF의 각 학과에는 멘토십 운영자가 있는데, 그들은 예비 멘티와 함께 잠재적인 멘토를 확인하는 일을 한다[6].

우리의 연구에서, 일부 멘티는 온라인 데이팅 전략과 다르지 않은 온라인 매칭 시스템을 제안했다! 예를 들어 이 전략은 자신의 관심 직업 분야뿐만 아니라 여가시간 취미를 기반으로 멘토와 멘티를 연결한다. 우리는 이런 유형의 전략을 평가한 어떤 연구도 아직 발견하지 못했다.

샤론 스트라우스는 하루 저녁 세션에서 멘티가 여러 예비 멘토를 15분마다 1명씩 만나게 되는 “스피드 멘토링” 세션을 이용하고 있다[7]. 이 방법은 멘티가 공동 관심사 등의 “공감대(chemistry)”를 신속하게 확인할 수 있게 하며, 따라서 그들의 선택을 좁혀주고 그들이 특정 멘토와 멘토십에 대해 더 깊게 탐구할 것인지 여부를 결정하도록 돕는다. ‘스피드 멘토링’은 국내 및 국제 학술회의와 연계하여 개최될 때 특히 효과적이었으며, 이는 예비 멘티가 자신이 속한 기관 외부에 있는 예비 “원거리-멘토”를 만날 수 있게 한다. 지난 5년 동안 스피드 멘토링은 우리의 연간 연구 교육기관으로 통합되었으며, 모든 이벤트들 중에 참가자-평가에서 가장 높은 점수를 지속적으로 받고 있다[7].

쿡(Cook)과 동료들은 그러한 세션 이후에 바로 6명의 멘토 및 7명의 멘티와 인터뷰를 실시했는데, 그들 모두는 그 세션이 유용했던 것으로 평가했다(그러나 이러한 세션 이후에 생긴 결과에 대한 데이터는 없다)[8]. 또 다른 전략은 예비 멘토를 소개 및 식별하기 위한 과별 미팅(이 미팅은 그들 서로간의 만남을 촉진하기 위한 비공식적인 행사로도 이어진다)을 사용하는 것이다; 우리는 일부 부서에서는 이들 비공식 만남을 촉진하기 위해 예비 멘티와 멘토들에게 심지어 무료 커피 카드도 제공한다는 것을 확인했다.

예비적인 만남의 편성에 관계없이, 멘토링 관계를 공식화하기 전에, 우리는 멘티가 예비 멘토에 대한 "실제적인 또 다른 의견(first-hand, second-opinion)"을 듣기 위해 멘토의 이전 멘티를 만날 것을 권장한다. 그러한 만남은 멘토의 개인적인 자질, 멘토링 시간, 비상상황에 대한 대응 등을 포함하는 상호작용의 사례들을 이전 멘티의 경험을 통해 들을 수 있는 기회를 제공한다.*

제2장에 이어서, 우리는 어떤 사람이 멘토가 되면 안 되는지에 대한 또 다른 근거를 발견했다. 첫째, 멘토는 멘티가 자원을 공유하는 사람이거나 자원을 의존하는 사람이어서는 안 된다(중간 수준의 근거)[1, 3, 9]. 예를 들어, 임상 일정을 결정하거나 연구 또는 임상 공간을 할당하는 교수는 그 공간을 위해 또는 임상적 보호를 위해 경쟁하고 있는 예비 멘티의 1차적인 멘토를 해서는 안 된다. 둘째, 어떤 학생의 졸업 지도교수가 그

---

* 샤론 스트라우스는 한 예비 멘티를 만난 후, 그들을 그녀가 함께 일했던 다른 멘티들에게 소개하며, 따라서 그들은 잘 맞는지 확인하기 위해 만날 수 있다. 그녀는 다음의 세 가지 이유에서 이것이 유용하다는 것을 발견했다. 1. 그들은 다른 멘티와 만날 수 있고, 잠재적인 협력자와 자신의 네트워크 개발을 시작할 수 있다; 2. 그들은 다른 멘티들과 토론을 통해 그들이 그녀와의 멘토링을 공식화하기를 원하는지를 알 수 있다; 3. 그것은 양 당사자에게 초기의 만남 후 생각할 시간을 허용하고 샤론이 멘토-멘티로서 "잘 맞는지" 여부를 결정할 수 있게 한다(단 한 번의 만남 후 결정해야 하는 압박감을 면해준다).

학생이 교수로 임용되는 시점에도 1차적인 멘토로 남아있는 경우, 그것은 그가 자신의 독특하고 독립적인 연구 영역을 개발하는 데 실패한 멘티로 인식되게 할 수 있다[1, 3, 9]. 셋째, 주니어 교수는 유능한 멘토가 되기 위한 충분한 경험이나 전문지식이 없을 수 있다[1, 3, 9]. 또한 그들은 자신들의 연구 영역이 단단히 확립되지 않았을 경우 멘티와의 "경쟁" 관계에 있을 가능성도 있다[1, 3, 9]. 마지막으로, 과학적 연구법 멘토는 멘티와 같은 임상 분야에서 와야 한다는 것이 필수적인 것은 아니지만,* 멘티가 멘티의 경력 진전 및 임상 교육 책임에 대한 조언 및 안내를 위해 자신의 임상 분야에서 경력이 있는 멘토를 갖는 것은 중요하다.

멘토링 관계는 어떻게 구성하는가?

멘토링에 대한 대부분의 연구는 단일 멘티에 연결된 단일 멘토의 전통적인 멘토십 접근법을 고려한다(종종 *mentorship dyad*라고 함)[1, 9]. 그러나 일부 연구는 다중 멘토의 가능성을 확인했다. 예를 들어, 한 질적 연구(중간 수준의 근거)에서 인터뷰한 주니어 연구자의 관점에서, 좋은 멘토링은 학문적 멘토(승진, 경력의 이정표, 기관 내 정치, 임상업무, 일과 생활의 균형 등에 대한 안내자로서) 및 과학적 멘토(연구에 대한 안내자로서), 이 모두를 갖는 것을 의미했다[3]. 또한 이 연구에서 멘티들은 학문적 멘토는 현지에 있어야 하지만, 과학적 멘토는 원거리에 있을 수도 있다고 느꼈다. 마찬가지로, 한 명의 멘티는 임상 및 교육 문제에 대

---

* "과학적 연구법 멘토" 또는 "과학 멘토"는 상호 교환적으로 사용될 수 있음에 유의하고, 개인이 개인 경력의 연구 측면에 초점을 맞추고 있음을 주목한다. 마찬가지로, 우리는 멘티의 전반적인 경력 계획에 대한 조언을 제공하는 멘토를 "학문적 멘토" 및 "경력 멘토"라고 부른다.

한 서로 다른 멘토를 필요로 할 수 있다. 이들 멘토 팀은 해당 멘티에게 유용하고 다양한 관점을 제공할 수 있지만, 우리는 팀원 간의 투명한 소통이 중요하다고 생각하며, 이는 서로 다른 멘토에게서 모순되는 조언을 들었을 경우 빠르게 확인하고 해결하기 위해 중요할 것이다.*

멘티가 좁은 분야 또는 비슷한 학문적 관심을 가진 지역의 멘토가 없는 작은 기관에서 일하는 경우, 원거리의 과학적 연구법 멘토십이 필요할 수 있다. 국내 또는 국제 회의에 참석함으로써 이러한 원거리 멘토를 식별할 수 있는 기회를 얻을 수 있고(스피드 멘토링에 대한 이전 섹션의 설명 참조), 연구비 출자자 또는 소속 학과장은 '경력 개발 연구비'를 수혜한 연구원과 과학적 연구법 멘토들 사이의 정기적인 멘토십 모임에 대한 자금 지원을 해야 한다. 반면, 질적 문헌들은 경력 멘토(career mentor)가 기관 내 정치와 기관의 관료뿐만 아니라 승진 및 종신교수에 대한 개관 내 및 기준을 이해하는 것은 중요하기 때문에, 경력 멘토십은 현지에 있어야 함을 제시한다(중간 수준의 근거)[3, 10].

경력 발전의 같은 단계에 있는 멘티들의 동년배가 충분한 멘토링을 제공할 수 있을까? 이러한 "동료 멘토(peer mentorship)"에 대한 평가는 제한적이며 혼동스러울 가능성도 있다[11, 12]. 예를 들어, 존슨(Johnson)과 동료들[12]은 한 기관에서 주니어 연구자를 위한 동료-멘토링 모델을 설명했지만, 비교 그룹은 없었으며 해당 멘티들 중 얼마나 많은 멘티가 시니어 멘토를 가졌었는지가 명확하지 않다.

우리는 주니어 교수를 위한 동료 멘토링은 "현 실태 학습(learning the lay of the land)", 일상적 상황의 문제 해결, 그리고 협력의 구축 및 촉진에는 유용할 수 있지만, 동료 멘토는 시니어 멘토에 비해 분명히 경

* 멘토십 팀원 간에 나타날 수 있는 이러한 지식 교환은 멘토 간의 학습 또한 가능하게 한다.

험과 전망이 부족하다고 결론지었다. 또한 동료 멘토링에서는 "멘티와 동료 멘토" 간에 경쟁할 가능성이 더 높을 수 있다(특히, 그들이 한 가지 자원이나 젊은 연구자상을 두고 경쟁하고 있는 경우).

반면, 동료 멘토링이 시니어 교수에 의해 이루어지는 경우에는 상당한 도움이 될 수 있다(그리고 당연히 최고령자들에게는 대안이 없다!). 예를 들어, 의과대학의 학장으로 새로 일을 시작한다고 생각해보자. 이 사람은 다른 기관의 노련한 학장으로부터 멘토링을 받는 것이 도움이 될 가능성이 높다. 그러나 동료 멘토링의 효과에 대한 근거의 부족을 감안할 때, 이 책의 나머지 부분에서는 우리 논의의 초점을 시니어가 주니어 동료에게 제공하는 기존의 멘토십에 맞출 것이다.

멘토와 멘티는 성별, 인종 또는 민족을 고려해야 하는가? 질적 연구들(낮은 수준의 근거)[3-5, 13, 14]은 혼합된 결론에 도달했다. 물론, 멘티가 동일한 성별의 멘토를 원한다면, 이 요소는 명시적으로 언급되겠지만, 그렇지 않은 경우 이것은 개별화되어야 한다. 실제로, 이비인후과 레지던트에 대한 최근의 연구에 의하면 멘토 매칭에서 가장 낮은 중요도를 가진 요소는 성별, 인종, 나이 등이었다[14]. 훨씬 더 중요한 것은 멘티 특유의 요구에 대한 민감도였다. 예를 들어, 자녀를 계획하고 있는 여자 교수는 다른 여자 멘토로부터 육아휴직이나 자녀 양육기간 동안의 경력 관리 등에 대한 정보의 혜택을 누릴 수 있을 것이다[3, 15]. 의학교육에 종사하는 여성들의 경험은 남성 동료들의 경험과는 다른 것으로 인식되고 있고, 한 연구에서는 여성 멘티가 이러한 성별 경험의 차이를 반영할 수 있는 다른 여성의 조언으로부터 혜택을 받을 수 있다고 제시했다[4].* 보육 및 육아휴직 관련 토론 또한 동료 멘토십의 주제일 수 있다.

---

* 샤론 스트라우스가 데이브 새킷과 가졌던 첫 번째 멘토십 미팅 동안, 그는 진로지도 및 모니터링에 대한 지원을 포함하여 자신이 할 수 있는 역할에 대해 설명했다; 그리고

인종이나 민족을 고려하는 멘토와 멘티의 매칭 또한 잠재적 고려 요인으로 여겨지고 있다[1]. 그러나 이 문제에 대한 근거는 거의 없다. 흥미롭게도, 우리가 토론토대학과 UCSF에서 수행한 멘토십에 대한 질적 연구에서, 이들 기관 사이의 차이점 중 하나는 많은 UCSF 참가자들은 민족에 기반한 매칭을 고려할 필요성을 인정한 반면, 다문화 도시인 토론토(영어가 소수민족 언어가 된 도시)에서는 참가자들이 이 문제를 전혀 언급하지 않았다는 점이다[10].

성별, 인종 및 민족에 기반한 멘토와 멘티의 매칭은 적절한 멘토의 작은 풀을 가진 기관에서 가능하지 않을 수 있다. 이것은 학술 문제를 위한 한 명 및 멘티의 다른 요구를 위한 한 명, 즉 이중의 멘토가 필요한 상황일 수 있다. 이것은 또한 지역에서는 충족되지 않는 멘티의 요구에 대한 원거리 멘토십을 탐구할 기회를 제공할 수 있다.

멘토와의 첫 만남에서 어떤 일들이 이루어져야 하는가?

멘토가 식별되면, 편안하고 개인적인 환경에서 최초 만남을 갖게 되며, 그러한 장소는 일반적으로 이 멘토의 사무실이 된다. 일부 멘토링 프로그램은 점심이나 저녁 식사 장소를 장려하지만, 이들 장소는 비밀을 보장하지 않을 수 있다. 장소와 관계없이, 첫 번째 세션에서는 다음과 같

그는 그녀가 여성이기 때문에 학계 및 개인적인 삶에서 그와 다른 경험을 했을 수 있으며, 그녀가 자녀를 가질 시기 및 양육과 교수 경력의 균형을 유지하는 방법 등에 대한 멘토십을 원하는 경우, 그는 관련된 여성 멘토와 연결을 도울 것이라고 명시적으로 말했다. 이 대책을 강구하는 접근법은 다음 두 가지를 강조한다: 1. 멘토는 자신의 접근방식을 멘티에 따라서 개별화해야 한다; 2. 멘토는 필요에 따라 멘티의 요구를 충족할 수 있는 다른 멘토와의 연결을 도와야 한다. 흥미롭게도, 최근 우리에게는 육아휴직 및 그것이 자신의 경력에 미치는 영향에 대한 조언을 원하는 남성 멘티가 있었으며, 우리는 관련된 정보를 제공해줄 적절한 멘토를 그에게 소개했다.

은 관계에 대한 기본 규칙을 수립 및 문서화할 필요가 있다:

- 세션의 형식 및 내용:
  - 멘토와 멘티는 그들의 향후 만남을 위한 의제의 생성 및 사전 교환에 대해 논의해야 하는데, 이는 의제가 무엇을 포함해야 하며 멘토가 그것을 얼마나 빨리 받기를 원하는지에 대한 내용을 포함한다.
  - 그들은 또한 각 만남에서 어떻게 주제의 우선순위를 정할지를 간략하게 설명한다. 예를 들어, 멘티가 주제의 목록을 준비하는 경우, 종종 합리적으로 한 시간의 만남에서 다룰 수 있는 것보다 많이 준비할 가능성이 높으며, 따라서 만남을 통해 다루어야 할 주요 문제와 만남 후 이메일을 통해 해결할 수 있는 문제를 구별할 필요가 있다. 마찬가지로, 멘토는 제자가 준비한 목록에 추가할 문제가 있을 수 있는데, 이것들 또한 우선순위가 정해져야 한다.
  - 멘토와 멘티 사이의 토론은 직접적인 만남, 전화, 이메일 등의 방법으로 진행될 수 있다. 대면 만남이 최적이지만, 때로는 긴급한 일 및 일정 충돌 등으로 인해 대면하는 것이 불가능할 수 있다. 이러한 경우, 전화 및 이메일을 사용한다.
- 만남의 일정 제안:
  - 멘토와 멘티는 만남의 지속 시간 및 빈도에 대한 합의를 해야 한다. 멘토와 멘티 사이의 첫 만남은 이후의 만남보다 훨씬 길 가능성이 높다(우리는 시간을 90분 정도로 잡을 것을 제시한다). 이후의 만남들은 짧을 수 있지만, 멘티의 연례 검토 등의 활동에 대한 논의의 경우에는 더 긴 시간이 걸릴 수도 있다. 멘

토와 멘티 만남의 빈도는 멘티의 요구에 따라 달라질 것이며, 새롭고 긴급한 문제들을 포함하기 위해 조정되어야 한다.

- 멘토십의 성공을 위한 멘토와 멘티의 책임:
  - 멘토와 멘티는 자신들의 역할 및 그 역할을 위한 책임에 대해 토론 및 합의해야 한다. 예를 들어, 그들은 상호존중, 열린 소통, 상호경청 및 책임의 공유 등에 대해 명시적으로 동의해야 한다.
- 모든 토론의 비밀 유지 특성:
  - 멘토와 멘티는 모든 토론의 비밀을 보장하기 위한 방법에 대해 명시적으로 논의한다; 비밀이 보장되지 않는 것으로 보이는 경우, 열린 소통의 촉진은 어려울 수 있다. 이 기본 규칙에는 상호동의하에 예외가 있을 수 있다(예: 멘토가 멘티를 위해 대변하는 것이 필요한 경우 등).
- 멘토십에서 발생할 수 있는 모든 지적 재산권에 대한 학문적 공적 배분 전략:
  - 연구비, 출판물 및 기타 학술적 결과물 등의 지적 재산권과 관련하여 멘토 및 멘티가 사용하게 될 접근법에 대해 논의하는 것이 유용하다. 예를 들어, 첫 만남을 논문의 저자에 대한 접근 방식[International Committee of Medical Journal Editors(의료저널 편집자 국제위원회)의해 설명된 방식 등]을 논의하는 기회로 이용할 수 있다. 이 논의를 문서화해두면, 미래 논의에서 필요한 경우 언급할 수 있으므로, 유용할 것이다.

우리는 멘티들이 첫 만남에 앞서 다음을 포함하는 요약문을 준비하는 것이 유용함을 확인했다:

- 현재 직업 설명
- 행정, 교육, 연구, 임상 및 기타 창조적인 직업 활동을 했던 시간 (및 계약 또는 직무 내용의 검증)
- 현재 활동
- 타임라인을 포함하는, 교육기관 내에서의 발전을 위한 요건에 대한 이해
- 4.1장에서의 설명과 같은 다섯 목록
- 자신의 단기(예: 1년) 목표와 그 목표 달성에 따른 예상 성과
- 자신의 장기(예: 3~5년) 목표와 그 목표 달성에 따른 예상 성과

이 멘티의 요약문은 여러 가지 기능을 한다:

1 그것은 멘티에게 만남에 앞서서 자신의 현재 활동 및 미래의 목표에 대해 곰곰이 생각해볼 수 있는 기회를 제공한다.
2 그것은 멘티에게 멘티의 직무내용 및 목표에 대한 이해를 제공한다.
3 그것은 정기적으로 진전을 추적하는 데, 그리고 필요한 경우 "경로 수정"을 하는 데 사용될 수 있다.

우리의 질적 연구에서[10], 일부 멘토는 모든 중요한 문제들에 조언하기 위해 이 첫 만남에서 체크리스트를 사용하는 것으로 밝혀졌다. 우리와 다른 사람들은 멘토 체크리스트가 초기 만남 및 이후의 만남들에서 모두 유용함을 밝혔다(제2장에서 언급한 바와 같이). 그것은 멘티의 경력 개발 및 업무/생활의 균형 이 모든 측면을 고려하도록 멘토를 상기시키는 데 특히 유용하며, 이는 멘티가 자신의 일과 개인생활 사이의

균형(또는 부족?)에 대해 생각하는 것을 도울 것이다. 멘티와의 토론은 종종 진로 문제에 집중하게 하는 한편, 멘토는 멘티가 기회들을 향해 가는 방법에 주목하고 그들이 자신의 개인생활을 소홀히 하지 않도록 조언한다.* 우리는 우리의 멘티들이 의제를 설정하고 각각의 멘토링 만남을 준비할 수 있도록 그들에게 체크리스트를 제공한다.

4.1~4.5장에서는 효과적인 멘토링의 지속에서 사용되는 전략 및 전술을 논의할 것이다.

근거에서의 차이들

독자가 본 바와 같이, 적절한 멘토를 식별하기 위한 최적의 전략 관련 근거에 상당한 차이가 있다. 우리는 우리가 할당된 대(vs) “발견된” 멘토 사이의 적합한 무작위 시험을 볼 수 있을 것으로 확신하지는 않지만, 코호트 또는 사례통제연구(case-control study)가 적어도 생산성, 승진 및 만족도에 미치는 서로 다른 영향을 명확히 할 수는 있을 것이다. 마찬가지로, 우리는 양적 연구가 스피드 멘토링 세션 및 비공식적인 행사 등과 같은 멘토십을 시작하기 위한 다양한 전략의 영향을 다루게 되기를 희망한다.

---

* 때때로 샤론 스트라우스는 멘티와의 1시간 만남에서 그들의 임상활동과 학술 문제를 논의하는 데 너무 많은 시간을 보내기 때문에 자신의 일/생활의 균형에 대해 이야기할 시간이 별로 남지 않았음을 발견한다. 이를 극복하기 위해 서로 다른 전략들을 시도해 본 결과, 가장 유용한 것으로 입증된 하나는 그녀가 토론을 위한 멘티의 우선순위 목록을 검토할 뿐만 아니라 그들의 순서를 재조정하여 일/생활의 균형 문제가 시작 단계에서 논의되도록 하는 것이다. 이것이 모든 만남에서 필요하지는 않으며, 충분한 시간이 이 문제에 부여되도록 우리가 정기적으로 확인하는 것만으로 충분하다. 또한 이 전략은 멘티에게 멘토십 미팅은 단지 학문적인 문제에 대한 것이 아니며 우리는 한 개인으로서의 그들의 전반적인 성장과 발전에 관심이 있음을 강조한다.

결론 및 시나리오 분석

이 장 도입부의 시나리오와 관련하여:

1 당신은 임상 부서의 장과 당신이 새로이 소속된 기관의 연구 책임자를 모두 만나기로 결정하고, 그들에게 당신과 비슷한 학문적 관심을 가진 예비 멘토 목록뿐만 아니라 성공적인 새로운 연구원을 멘토링한 기록을 가지고 있는 예비 멘토 목록을 요청한다.

2 이 목록에서 예비 멘토들의 우선순위를 정한 후, 당신은 목록의 상위 멘토들과의 만남을 결심하고 그들에게 CV를 사전에 보낸다.

3 이 첫 번째 상호작용을 하는 동안, 당신은 그들과 당신이 개인적인 "관계"를 형성했는지에 대해 결정한다.

4 만약 그렇다면, 당신은 그들의 멘토십에 대한 접근방식을 탐구하고 그것이 당신의 그것에 부합하는지를 결정한다.

5 당신에게 멘토십을 제공하는 것에 대한 그들의 관심을 측정하기 위해 첫 번째 상호작용을 사용한다.

6 관심이 높은 경우, 당신은 그들의 현재 및 과거의 멘티 중 일부를 소개해줄 것을 요청하고 그 중 몇 사람을 만날 준비를 한다.

7 이들 멘티 중 몇 사람을 만날 경우, 당신은 그들에게 멘토링 경험, 멘토십에서 직면한 문제, 시간의 가용성과 소통 전략을 포함하는 그들 멘토의 멘토십에 대한 접근방식 등에 대해 질문한다.

8 앞선 모든 정보를 종합하여, 최선의 예비 멘토를 선택하고, 그들의 관심을 확인하기 위해 2차 만남을 준비한다.

9 상호에게 도움되는 일에 그들도 동의한다.

10 그들과의 첫 번째 공식 세션(약속한 첫 번째 달에 있게 되는) 동안 당신은 (1주일 정도 전에) 당신의 직무 설명, 현재 활동, 그리고 단기 및 장기 목표를 포함하는 요약 문서를 멘토에게 발송하고 상호 보관한다.

11 또한 첫 번째 세션에서 당신이 다루기를 원하는 주제의 우선순위 목록을 작성하여 전달한다; 여기에는 당신이 조언을 원하는 새로운 연구 프로젝트 및 노인의학 대학원 레지던트들을 교육하기 위한 세션 시리즈 개발에 대한 당신 학과장의 교육 관련 요청이 포함될 수 있다.

참고문헌

1. Sambunjak D. Straus SE. Marusic A. A systematic review of qualitative research of the meaning and characteristics of mentoring in academic medicine. J Gen Int Med 2010; 25: 72–8.
2. Jackson VA, Palepu A, Szalacha L *et al.* "Having the right chemistry": a qualitative study of mentoring in academic medicine. Acad Med 2003; 78: 328–34.
3. Straus SE, Chatur F, Taylor M. Issues in the mentor-mentee relationship in academic medicine: qualitative study. Acad Med. 2009; 84: 135–9.
4. Koopman RJ, Thiedke CC. Views of family medicine department chairs about mentoring junior faculty. Med Teach 2005; 27: 734–7.
5. Williams LL, Levine JB, Malhotra S, Holtzheimer P. The good-enough mentoring relationship. Acad Psychiatry 2004; 28: 111–5.
6. Johnson MO, Subak LL, Brown JS *et al.* An innovative program to train health services researchers to be effective clinical and translational research mentors. Acad Med 2010; 85: 484–9.
7. Straus SE, Brouwers M, Johnson D *et al.* Core competencies in the science and practice of knowledge translation: description of a Canadian strategic training initiative. Implement Sci 2011; 6: 127.
8. Cook DA, Bahn RS, Menaker R. Speed mentoring: an innovative method to facilitate mentoring relationships. Med Teacher 2010; 32: 692–4.
9. Sambunjak D, Straus SE, Marusic A. Mentoring in academic medicine: a systematic review. JAMA 2006; 296; 1103–15.
10. Straus SE, Johnson MO, Marquez C, Feldman M. Characteristics of successful and failed mentoring relationships: qualitative study across two institutions. Acad

Med 2013; 88: 82–9.
11. Santucci AL, Lingler JH. Schmidt KL *et al.* Peer-mentored research development meeting: a model for successful peer mentoring among junior level researchers. Acad Psych 2008; 32: 493–7.
12. Johnson KS, Hastings SN, Purser JL, Whitson HE. The junior faculty laboratory: an innovative model of peer mentoring. Acad Med 2011; 86: 1577–82.
13. Chung KC, Song JW, Kim HM *et al.* Predictors of job satisfaction among academic faculty members: Do institutional and clinical staff differ? Med Ed 2010; 44: 985–5.
14. Gurgel RK, Schiff BA, Flint JA *et al.* Mentoring in otolaryngology training programs. Otolaryngology Head Neck Surg 2010; 142: 487–92.
15. Leslie K, Lingard L, Whyte S. Junior faculty experiences with informal mentoring. Med Teach 2005; 27: 693–8.

제 4.1 장 효과적인 멘토링 전략 및 전술 1

멘토십 미팅, 우선순위 설정 및 시간 관리

제2장에서 설명한 유능한 멘토와 멘티의 특성 및 태도는 학업적 성공뿐만 아니라 개인적인 성취를 위한 여러 기회를 양측 모두에게 제공한다. 그러나 이러한 기회 그 자체가 그러한 목표의 달성을 보장하지는 않는다. 양 당사자는 그러한 성공과 성취에 필수적인 몇 가지 구체적인 전략과 전술을 실행함으로써 그러한 목표를 달성할 수 있을 것이다. 이 장의 목적은 이러한 전략과 전술을 파악하고 설명하는 것이다.*

시나리오

당신들은 새로 맺은 멘토-멘티 관계로 다가오는 첫 번째 멘토링 세션에 대한 기대와 걱정 모두를 가지고 있다. 이 첫 번째 세션에서는 당신이 다루어야 할 문제가 많이 있을 수 있다. 예를 들면 교육 관련 문제, 연구 아이디어, 연구비, 창업 자금, 논문 작성, 경력 계획, 홍보, 재정, 공간(장소), 장비, 여행, 오락, 가족과의 시간, 그리고 학업 및 개인적 성공을 위한 무수한 볼트와 너트들 등이 그것이다. 당신들이 이 새로운 멘토십을 어떻게 구성해야, 학업 및 개인적인 비상사태에 신속하게 대응할 수 있는 효과적인 방법으로 이 모든 문제를 다룰 멘토십을 만들 수 있을까?

---

* 그(전략과 전술)들 중 대부분은 이전에 저널 *Clinical Trials*에서 "Clinician-trialist rounds"로 소개되었으며, 여기에서도 인용될 것이다.

여기에 기술된 전략과 전술을 검증한 무작위 시험은 없다. 오히려 그것들은 멘티와 멘토로서의 우리의 개인적인 경험, 우리의 체계적인 문헌 검토, 멘티와 멘토에 대한 질적 연구, 전 세계 44명에 대한 "동료 조사" 등을 집대성한 것이다. 따라서 이 장의 근거는 GRADE Working Group의 중간 수준의 기준을 충족한다.*

이들 자료들로부터 얻은 상위의 전략은 다음과 같다:

- 정기적인 만남을 갖는다(사전에 합의된 일정에 따라).
- 멘티의 학업 및 사회적 우선순위 선정 및 그에 부합하는 시간 관리 전략을 수립한다.
- 멘티가 경험하게 될 무수한 "불량 기회(dys-opportunitie)"로부터 멘티를 보호한다.

이들 중 첫째, 둘째 전략은 이 장에서 탐구하고, 셋째 전략은 다음 장에서, 그리고 추가적인 전략은 그 다음 세 장에서 탐구한다.

전략 1: 정기적인 만남을 갖는다(사전에 합의된 일정에 따라).

우리의 '동료 조사' 결과에 따르면 빈번한 만남(시작시 매주)이 추천되며, 그러한 만남들 전에는 멘티의 의제 준비가 선행되어야 하며(멘토가 소화하기 위한 충분한 시간 보장을 위해), 각 만남의 끝부분에는 합의에 의한 상호간의 과업(각자의 완료 기한이 있는)을 설명하는 시간 몇 분을 갖는다. 또한 샤론 스트라우스 같은 멘토는—멘티가 준비한 의제

* http://www.gradeworkinggroup.org/ 참조

가 해결된 후—박스 4.1.1과 같은 체크리스트의 항목으로 모든 관련 멘토링 이슈가 해결되었는지 확인한다. 또한 일부 멘토는 사회적, 재정적 문제("당신은 현재 괜찮고 재미있는가?")가 적절한 관심을 받는지에 대해 너무 염려한 나머지 심지어 그들이 의제에 포함되기도 전에 해당 분야를 탐구한다.

박스 4.1.1 멘토십 체크리스트

전반적인 목표는 조언, 기회 제공, 자원 제공, 보호 등이다.

1 멘티 평가
   a) 체크인
   b) 긴급한 이슈에 대한 평가

2 그들의 사전 유포 의제 검토
   a) 현안의 항목 검토
      i. 관리(행정)
         - 병원
         - 대학
         - 지방-국가
         - 국제
      ii. 임상
         - 입원환자
         - 외래환자
         - 호출대기(on call) 책임
      iii. 연구
         - 논문, 출판물
         - 연구비
         - 발표
         - 리뷰 패널 부여

(계속)

iv. 교육/훈련/멘토링 제공
- 학부
- 대학원
- 졸업생
- 평생 교육

v. 창조적인 직업활동
- 명시한다(즉, 환자, 임상의를 위한 도구 개발 등)

vi. 일과 삶의 균형

vii. 진로지도
- 개별적인 발전 계획 및 CV 검토

b) 이 세션에 사용할 수 있는 시간 평가

c) 이에 따라 의제의 우선순위를 정한다(또한 의제의 일부를 이메일이나 전화로 처리할지를 정한다).

3 보조/조언

a) 명확히 하는 질문을 한다.

b) 명확하고 측정 가능한 목표를 설정한다.

c) 조언 제공 및 리소스 제안을 한다.

d) 산출물을 위한 타임라인에 동의한다.

4 기회 제공

a) 잠재적인 협력/프로젝트를 검토한다.

5 지지/보호

a) '상어의 공격'(위험)을 식별하고 이에 대한 필요한 행동 및 누가 그 행동을 할지를 결정한다.

6 요약

a) 멘토와 멘티의 기대를 명확히 한다.

b) 다음 미팅의 일정을 잡는다.

만남의 장소는 멘티가 편안하게 느낄 수 있는 개인적인 장소여야 하며, 만남의 내용 및 의사록은 엄격히 비밀이 유지되어야 한다. 멘토 또는 멘티의 사무실이 앞의 기준을 충족하지 못하는 경우, 다른 장소를 물색해야 한다.

(비상사태 등으로 인해) 원하거나 필요한 빈도로 후속 만남이 이루어지며, 항상 미리 정한 목적을 위한 만남이 된다. 그 만남은 직접 대면, 이메일 교환, 스카이프, 또는 기타 방법을 통해 이루어질 수 있다. 멘토링이 진행됨에 따라, 두 멤버의 성과(또는 두 멤버가 합의된 목적에 충실하고 있는지?)에 대한 평가 및 멘토링 자체에 대한 평가와 관련된 항목들을 포함하기 시작한다.

전략 2: 멘티의 학업 및 사회적 우선순위 설정 및 그에 부합하는 시간 관리 전략을 수립한다.

'동료 설문조사' 결과에 따르면 이것은 멘토십의 일차적 기능이며, 멘토십 자체의 성공과 멘티의 학문적, 사회적 성공에도 중요한 역할을 한다. 우리는 그들의 결론에 동의하며, 주기적인 우선순위 설정 및 엄격한 시간 관리의 전술이 그것의 결정적인 요인임에도 동의한다.

주기적인 우선순위 설정의 전술

학자/교수들은 그들이 할 일에 대한 우선순위를 설정하지 않는 경우, 다른 사람(특히, 그들의 임상 및 학문적 상급자)이 하고 있음을 곧 알게 된다. 이를 피하는 방법은 개인의 경력 우선순위 목록에 대한 설정, 모니터링, 정기적으로 검토(멘토와 함께) 및 업데이트하는 것이다. 이 방법은 형식 측면에서는 간단하지만 실행 측면에서는 매우 어려우며, 직업적 성공 및 개인의 행복을 위해 매우 중요하다.

저자 및 우리의 '동료 설문조사' 집단의 일부 구성원들에 의해 사용된 접근법에서는 멘티들에게 다음의 네 가지 목록을 만들 것을 촉구한다[1]:

- 목록 #1: 멘티가 지금 하고 있지만 끝내기를 원하는 것(*종료* 목록)
- 목록 #la: 멘티가 수행할 것을 요청받았으나 거부하길 원하는 것(*거부* 목록)
- 목록 #2: 멘티가 지금 하고 있지는 않지만 시작하기를 원하는 것(*시작* 목록)
- 목록 #3: 멘티가 지금 하고 있으며 계속하기를 원하는 것(*계속* 목록)
- 목록 #4: 향후 6개월 동안 목록 #1 및 #1a(*종료* 및 *거부*)를 단축함으로써, 그리고 목록 #2(*시작*)를 연장함으로써 이 목록들 간의 *균형의 개선(improve the balance list)*을 도모하는 전략

이 목록에 있는 항목들은 *하는 것*(예: 연구, 임상 실습, 교육, 저술 등)에 대한 것임에 유의한다. 그들은 *갖는 것*(예: 공간/장소, 직함, 계급, 또는 소득)에 대한 것이 아니다. 또한 "멘티가 *해야 하는 일*"에 대한 "책임 회피(cop-out)" 목록은 없음에 유의한다. 해야 하는 과업을 목록 #1(*종료*) 또는 목록 #3(*계속*)에 할당하기 전에는 충분히 생각해야 한다.

멘티들은 마지막 업데이트 이후 기간 동안의 자신의 다이어리, 연구비 및 출판물을 검토하여 목록 #1(*종료*) 및 #3(*계속*)을 만들 수 있다.*

---

* 많은 기관이 '연간활동 전자보고서'를 사용함으로써, 이 도구(매년이 아니라 단지 정기적으로 업데이트하면 되기 때문에 덜 부담이 되는)는 목록 생성을 위한 활동을 쉽게 평가하는 데 사용될 수 있음에 유의한다.

목록 #la(*거부*)는 자신의 문제와 일을 멘디에게 이전하려고 하는 상사와 동료의 현재 요청 목록으로부터 만들어진다.

목록 #2(*시작*)는 가장 흥미로운 것이어야 한다. 멘티는 다음과 같은 많은 서로 다른 소스들로부터 그것을 만들 수 있다:

- 자신의 마지막 연구 질문에 대한 답을 논리적으로 추종하는 다음 연구 질문
- 필연적으로 환자에 대한 심도 있는 진료를 수반하는 임상 및 교육적 성공, 실패, 질문 및 난제에서 얻어지는 아이디어
- 독서, 취침, 운전, 또는 동료들과의 대화 중에 발생하는 브레인스토밍
- 모임이나 다른 연구센터로 가는 동안 떠오르는 아이디어
- 깊이 있고 비판적인 시각으로 다른 사람의 연구결과를 읽는 중에 떠오르는 영감
- 지금은 실행 가능한 오랜 열망
- 일자리 제공
- 자신의 인생 목표나 인간 관계의 변화
- 관리/행정에 처음 손을 대고자 하는 욕망
- 기타

목록 #3(*계속*)의 길이와 그 내용에 대한 숙고를 통해 자기 진단 및 관련한 통찰력을 얻을 수 있다. 그것이 긴 경우, 추가적인 작성이 어려울 수 있다. 더욱 나쁜 것은, 그것이 멘티의 전문 영역을 확장하는 데 필요한 과업을 포함한 전문적인 목록인 경우, "전문성의 오류(sins of expertness)"를 범하게 될 수 있다[2].

다음으로 중요한 단계는 목록 #1과 #1a(*종료* 및 *거부*)에 대비되는 목록 #2(*시작*) 및 #3(*계속*)을 작성하는 것이다. 학문적, 개인적 재난은 멘티가 하고 있는 것과 그에 대한 기대 간의 불균형의 결과로 야기된다. 이러한 불균형은, 멘티가 목록 #3(*계속*)에 있는 일은 계속하면서 목록 #2(*시작*)에 있는 것들을 추구하기 위해, 목록 #1과 #1a(*종료* 및 *거부*)에 있는 것들을 회피하는 데 실패하는 경우 불가피하다.

"시간-불균형" 학자의 경우, 두 가지 결과가 있을 수 있다. 첫째, 멘티가 밤낮으로 일하게 될 수 있고, 세계적인 학자의 명성을 위해 가족, 친구 및 정서적인 안녕을 희생시킬 수 있다. 둘째, 밤낮으로 하게 되는 일과 상관없이, 멘티는 뒤처지거나 '마무리를 못하는 사람(non-finishers)'이라는 명성을 얻을 수 있다. 어느 쪽이든 그들은 감정의 고갈 및 무력감을 경험할 수 있고 환자, 동료, 가족을 대할 때 소진("burn-out"으로 알려짐)을 경험할 수 있다[3].

목록 작성 및 업데이트에는 다음의 두 가지 목적이 있다. 그 하나는 "소진"을 예방하는 것이다. 다른 하나는 출근하는 것에 대해 멘티가 재미를 느끼게 할 수 있는 연구, 교육, 임상활동 등을 실현하는 것이다.

전술한 모든 과업은 목록 #4로 이어지며, 목록 #4는 목록 #1과 #1a(*종료* 및 *거부*)의 항목을 종료하고 목록 #2 및 #3(*시작* 및 *계속*)을 위한 시간을 만듦으로써 멘티 목록 간의 *균형을 개선하기 위한* 전술적 계획이다.

한편, 멘티가—목록 #1(*종료*)에 있는 항목에 대한 6개월 전 통지 및 다음 인계자를 찾고 교육하는 것과 같은 진화 등을 통해—자신의 목록 #4(*균형 개선*)에 대한 점진적이고 질서 있는 변화를 지지해줌으로써 멘토의 학문적 명성은 크게 높아질 것이다. 그 과정에서 그들은 목록 #1(*종료*) 과업들 중 어떤 것을 자신의 조수에게 (어느 정도의 감독 및 독립성을 주면서) 일임할 수 있을지를 결정하는 관리 기술을 습득할 수 있다. 반면, 멘티의 목록 #4(*균형 개선*)가 대혁신, 단념 및 도피 등을 부르는 무모한 경우, 멘티는 자신의 명성에 손상을 입을 것이다.

앞의 내용을 설명하기 위해(그리고 이러한 목록을 만드는 것의, 경력상의 장기적 혜택을 강조하기 위해), 표 4.1.1은 샤론 스트라우스가 만든 최근의 우선순위 목록에서 발췌한 내용을 포함하고 있다.

표 4.1.1 샤론의 2012년 우선순위 목록에서 발췌

목록 #1	내가 지금 하고 있지만 *종료*를 원하는 것들:	
	1	나의 학문적 관심에 부합하지 않지만 내가 현재 참여하고 있는 세 개의 위원회
	2	저널의 부주필 — 나보다는 다른 누군가의 논문을 위한 시간!
목록 #1a	멘티가 수행할 것을 요청받았으나 *거부*하길 원하는 것	
	3	다양한 저널의 논문 검토를 위한 네 건의 초청장
	4	세 곳의 위원회(현지, 지방)와 두 곳의 연구비 검토위원회에 참여
	5	두 명의 신임 교수에 대한 멘토 — 나는 그들의 요구를 충족할 시간을 가지고 있다고 생각하지 않는다
	6	다른 사람의 논문에 대한 기자의 코멘트 요청에 대한 답변
	7	다른 사람에 대한 연구비 검토 요청 5건
목록 #2	내가 지금 하고 있지는 않지만 *시작*하기를 원하는 것	
	8	내 연구 팀과 함께 더 많은 시간을 보내기
	9	여러 만성 질환을 가진 환자에 대한 관리 문제의 우선순위 최적화를 위한 연구 관련 업무
	10	지침 구현을 위한 전략 개발을 위해 업계와 협력하는 것의 위험에 대한 사설 기고
	11	인지 증강제 사용을 고려하는 MCI 및 AD 환자/가족을 위한 의사결정 보조기구의 개발
	12	의사, 환자 및 정책입안자들의 가용성 및 가독성 향상을 위한 새 형식에 대한 체계적인 검토 및 그 영향에 대한 평가
목록 #3	내가 지금 하고 있으며 *계속*하기를 원하는 것들:	
	13	우리의 EBM 및 KT 교재의 개정판 작업
	14	멘토 교재의 첫 번째 버전 작업

표 4.1.1 샤론의 2012년 우선순위 목록에서 발췌 (계속)

목록 #3	15 멘토링
	16 대학원생 관리
	17 관련 저널을 위한 원고 쓰기(적시에)
	18 환자와 임상의를 대상으로 하는 실현 개입에 대한 평가를 통한, 내 연구 및 다른 사람의 연구에 대한 개선 작업
	19 관련 임상 질문에 대한 체계적인 검토/메타 분석 실시
	20 복잡한 개입의 체계적인 검토 수행 방법 탐구
	21 입원 환자 서비스에 참석
	22 동료들과의 국제적인 구현 능력 배양 네트워크(예: GREAT) 개발
	23 연구자, 임상의, 관리자를 위한 시행 상담 서비스 개발
	24 나의 연구/상담 팀에 대한 감독 및 즐거움 찾기
	25 관련 부서 회의에 참석
	26 1개 저널의 부주필 작업
	27 내과 전문의 시험 출제
	28 가족과 친구들을 위해 시간 확보
목록 #4	향후 6개월 동안 목록 #1 및 #Ia(*종료* 및 *거부*)를 단축함으로써, 그리고 목록 #2(시작)를 연장함으로써 이 목록들 간의 *균형 개선*을 도모하는 전략
	29 위원회 사임
	30 24-48-h 규칙 실천—48시간 동안의 생각이나 우선순위 목록에 대한 검토 없이는 추가적인 논문 리뷰 요청에 '예'라고 답하지 않는다!!

멘티는 자신의 일상적인 활동과 운명에 대한 아주 낮은 수준의 통제권만 있어도 즉시 우선순위 목록의 제작 및 업데이트를 시작할 수 있다. 첫 교수 임용이나 자신의 논문을 변호해야 할 때까지를 기다리기보다는, 그들이—예를 들어, 필요한 경우 그들 멘토의 우선순위 목록을 사용하여 자신의 대학원 교육을 시작할 경우—즉시 자신들의 목록 만들기를 시작하는 것이 좋다. 6개월에 한 번 또는 필요한 경우 더 자주, 이들 목록에 대한 검토 및 업데이트를 하는 것이 좋다. 이들에 대한 논의 및 평가의 핵심적 요소는 멘토와의 주기적인 만남이 되어야 한다.

시간 관리의 전략

이 전술의 성공적인 실행은 그들이 극복할 수 없는 유일한 장벽은 하루에 주어지는 시간(24시간)뿐임을 인정하는 멘티와 시작된다. 그것은 다음의 다섯 분야 내에서 어떻게든 관리할 필요가 있다: 연구 수행, 출판물 저술, 환자 진료, 교육 및 멘티의 사회 및 가족 생활. 모든 멘토의 중요한 기능 중 하나는 멘티의 시간 관리 전략의 개발, 적용 및 모니터링을 돕는 것이다. 이러한 다섯 분야 중에 첫 번째와 마지막 분야보다는 중간의 세 분야에 대한 엄중한 통제가 더욱 중요하며, 우리는 먼저 그들 분야에 대한 논의를 시작할 것이다.

시간 관리 및 출판을 위한 저술

'연구' 교수 집단에서 개인의 학문적 성공을 위한 시간 관리에서 가장 중요한 요소는 출판물 저술을 위한 시간을 엄격하게 확보 및 보호하는 것이다[4, 5]. 실제로 일부 성공적인 의대 임상 교수의 경우, 자신의 일정을 통제하는 유일한 요소는 저술 시간의 보호이다. 한편 자신의 다른 일정 요소를 아무리 잘 제어해도, 저술 시간을 보호하지 않는 의대 임상 교수는 거의 성공할 수가 없다. 일부의 경우, 이와 같이 보호받은 저술 시간은 정상 근무시간 이외일 수 있으며, 그러한 야간 및 주말 수고의 대가는 종종 가족 및 친구가 대신 지불하며, 그것은 소진(번아웃)으로 이어질 수 있다.

전형적으로 성공적인 의대 임상 교수는 이 활동을 위해 일주일에 하루는 비워 두며(집중적인 임상 책임 기간 동안은 제외, 다음 단락에서 논의할 것임), 그날은 채팅, 전화, 이메일, 부서 미팅 등에 참여할 수 없음을 주위 사람들에게 분명하게 알린다.

학문적 저술은—많은 사람들이 그것이 큰 즐거움과 만족을 준다고 알고 있지만—결코 쉬운 작업이 아니다.* 저술의 어려움을 감안할 때, 학자들이 출판 저술 작업을 해야 하는 때에 다른 일을 찾는다는 것은 놀라운 일이 아니다. 여기서 또 하나의 큰 적은 꾸물거림이며(이 경향은 이메일 및 최근의 트위터 보급으로 더욱 악화됨), 멘토는 멘티가 자신의 확보된 저술 시간에 대한 엄격한 자기 관리 규칙을 정하는 것을 돕는 중요한 역할을 한다. 그것(확보된 저술 시간)은:

- 연구비 신청을 위한 것이 아니며
- 다른 학자의 원고를 심사하기 위한 것이 아니며(그들의 출판물은 이미 멘티 앞에 있지 않은가?)
- 전자 또는 일반 메일이나 다른 소셜미디어에 답하기 위한 것이 아니며
- 다른 문헌들을 따라잡기 위한 시간이 아니며
- 일과 종료 시까지 기다릴 수 있는 비응급 사태에 대응하기 위한 것이 아니며
- 향후 저술할 것들에 대한 목록을 만들기 위한 것이 아니며
- 단순히 논문의 윤곽을 그리기 위한 것이 아니며
- 동료들과 커피를 마시며 보내는 휴식 시간을 위한 것이 아니다.

초기에는 자기 관리 규칙의 일일 할당량이—잘 이해할 수 있는 산문 형식으로—필요할 수 있으며, 그것들은 현실적이고 달성 가능한 수준에서 설정해야 한다(초보자의 경우 300단어 정도). 저술 기간 동안에 방해나 장애가 없어야 함은 필수적이다. 멘티가 인정사정 없는 조수의

* … 그리고 이를 부인하는 사람은 거짓말쟁이거나 엄청난 작가 중 한 명일 것이다!

보호를 받지 않는 한, 저술 공간을 사무실에서 먼 곳에 둠으로써 방해나 장애를 차단할 수 있을 것이다; 저술 공간은 사무실 건물 내 다른 장소이거나 집일 수 있다(산만의 정도, 가족 책임 등에 따라 달라짐). 별도 지정 장소에서의 저술 작업은 멘티가 출판 저술을 위한 초안, 참조 등의 많은 양의 작업을 할 수 있게 한다. 또한 그것은 멘티가 답하지 않은 메일, 심사하지 않은 원고, 환자 차트 및 사무실의 기타 잡다한 일들을 피할 수 있게 한다. 그리고 저술 공간의 컴퓨터에서 이메일을 사용할 수 없는 경우, 꾸물거림의 주요 원인이 제거되는 것이다.

의대 임상 교수의 저술 기간에서 월요일은 세 가지 장점을 갖는다. 첫째, "기다릴 수 없는" 비임상적 일들은 금요일에 발생할 가능성이 훨씬 더 높으며, 주말에 발생하는 일들 중에 월요일 밤이나 화요일까지 기다릴 수 없는 것은 거의 없다.

둘째, 월요일에 좋은 출발을 보인 초안은 다음 4일 동안의 자투리 자유시간을 통해 완료되어 주말에는 논평을 위한 발송이 가능할 수 있다.

셋째, 월요일은 저술을 위해 확보될 것이라는 일요일 밤의 편안한 생각은 멘티의 정신건강, 가족기능 등을 개선 및 유지한다. 그리고 물론, 한 주의 같은 요일에 저술 작업을 하는 동료가 많을수록(임상 서비스의 경우 제외), 사무실 교환 기회가 더 많아지고 미팅 일정의 충돌이 더 적어질 수 있다.

시간 관리 및 임상 활동

시간 관리의 두 번째 중요한 요소는 의대 임상 교수가 자신의 임상활동 일정을 어떻게 계획하는지와 관련이 있다[6]. 그들은 고품질의 진료 및 고품질의 임상강의 제공을 극대화하려고 한다. 다른 한편으로 그들은 그들의 교수 경력의 다른 요소들과의 충돌을 피하거나 적어도 최소화할 필요가 있다.

물론 그들의 임상활동은 그들의 연구를 보완해야 한다. 실제로 임상 관찰, 좌절 및 실패는 자신들의 연구에서 의문을 제기하게 하는 주요한 원천이 되어야 한다. 그러나 멘티에 대한 완전한 주목을 위해서는 두 활동이 적절한 블록(시간배분)을 필요로 한다. 일주일에 여러 차례 이 두 활동 사이를 전환하는 것은 좌절과 실패로 이르는 지름길이다.

입원환자가 많은 의대 임상 교수는 임상서비스 및 강의에 초점을 맞추기 위해 서비스 시간의 특정 블록(즉, 한 달 정도)에 전념함으로써 이 문제를 해결한다. 서비스 근무 중에 그들의 모든 관심은 환자와 임상 학습자의 요구에 맞춰진다. 저술, 여행, 모임 참석, 또는 비임상 주제 강의에 쓸 시간은 거의 없다(수련의 및 학생들이 정오 시간 동안 다른 곳에 참여하는 경우, 때로는 다른 과업을 따라잡는 데 전념할 수 있다). 임상활동에 대한 이 같은 전념으로 그들은 종종 더 많은 응급 야간 호출 및 더 많은 수의 환자와 임상 학습자를 맡게 될 수 있다. (옥스포드에서 입원환자 의료 서비스 "근무"를 한 매월 동안, 데이브 새킷은 10번의 호출받았으며, 최대 16명의 학습자 및 방문자를 가진 그의 임상팀은 약 230명의 환자를 입원시켰다. 또한 그의 일일 개별 임상강의 라운드 외에도, 데이브와 그의 동료들은 "서비스 근무"를 하는 한 달 동안 추가의, 학습자-수준 임상강의를 50시간 이상 제공했다.)

그러나 서비스 근무를 하지 않을 경우, 멘티의 시간과 관심은 연구 및 비임상 강의로 가능한 한 완전히 이동해야 한다. 서비스 비번일 때, 이상적으로는 그들에게 야간 응급호출은 없어야 한다. 또한 그들은 퇴원한 외래환자의 관찰 방문 시 모든 환자를 정기적으로 볼 필요는 없다(데이브는 입원 후 48시간 내에 그리고 퇴원 후 다시 48시간 내에 그 환자의 일반 개업의에게 전화함으로써 자신의 외래환자 후속 관찰을

95% 이상 줄였다).

멘티들이 서비스 기간 동안 자신이 녹슬거나 뒤처지는 것에 대해 걱정한다면, 그들은 다시 시작하기 전 일주일 동안 관련 서비스의 라운딩 팀을 따라다니면서 배우는 시간을 가질 수 있다. 전임 연구 기간을 끝내는 외과의사는 업무 시작 전에 몇몇 관련 수술을 지원하면서 "워밍업"을 할 수도 있다.

학업적 성공의 많은 다른 요소와 마찬가지로, 이러한 종류의 시간 관리는 우수한 임상치료를 제공하는 일에서 서로 교대 근무하는, 같은 생각을 가진 사람들로 이루어진 팀을 개발함으로써 촉진된다. 임상 실무 10년에서 20년 사이 경력의 의사들에 대한 한 조사는 이러한 전략이 실효를 거두기 위해서는 적어도 같은 생각을 가진 세 명의 의사가 필요하다고 제시했다[7].

다른 분야(예: 집중치료 및 수술전문의 일부)의 임상의는 입원환자의 임상 실무에 일주 단위로 시간을 할당하는 것이 바람직하다는 것을 알 것이다. 스케줄링의 또 다른 변형은 개인소득이 전적으로 개인의 업무에서 발생하는 임상의사들에 의해 실행된다. 그들 중 일부는 매월 3주(21일) 동안에는 집중적인 임상 실습에 전념하고, 다른 한 주 동안에는 그들의 성공적인 응용연구 프로그램에 전념한다.

이것이 멘티들에게는 여전히 외래환자 딜레마를 남긴다. 의대 임상교수는 일반적으로 자신의 일반 또는 하위전문 클리닉으로의 외래환자 진료를 매주 하루 또는 두 번의 반나절 동안 받아들인다. 그러나 그들은 그들이 (클리닉 세션 자체에 소요되는 시간 외에) 다음 2~3일 동안 실험 결과 추적, 추천 임상의와의 대화, 가족/보호자로부터의 정보 획득, 노트 메모 등에 추가적으로 몇 시간을 사용해야 함을 곧 배운다. 이 추가적인 시간은 종종 그들의 연구, 강의, 여행 등을 방해하고 그들의 연구 및 저술 작업의 생산성을 감소시킨다. 더욱이 주간 클리닉에서의 이러한 패턴은 심지어 환자치료의 질을 낮출 수 있다. 멘티의 외래환자가 진단테스트 중에 아프게 되거나 새로운 약물 치료를 시작한 후 이상 반응이 있는 경우, 멘티가 1,000km나 멀리 떨어져 있다면 어떻게 될까?

멘티가 고려해야 하는 최소한의 솔루션은 그들의 주간 외래환자 세션 4번을 백-투-백-투-백-투-백 클리닉의 이틀간의 월간 단일 세션으로 대체하는 것이다. 4주간의 외래환자들이 한 번에 방문함에 따라, 그들은 병원에 몇 일 동안 머물면서 클리닉의 느슨해진 끝 4세션을 한 번에 묶을 수 있으며(특히 그들이 실험 결과의 추적을 위임할 수 있는 경우), 해당 달의 나머지 기간은 학술 활동을 위해 쓸 수 있다. 불행하게도 이 전략이 일차진료 의사들에게는 종종 실현 가능하지 않다; 그러나 그들은 매주 같은 1~2일간의 클리닉 스케줄을 잡을 수 있으며, 이로 인해 학술적 활동에 충실할 수 있다.

시간 관리 및 교육

이 섹션은 경력의 핵심이 보건연구인 멘티를 위한 섹션이다; 주요 초점이 교육인 의대 임상 교수는 분명히 자신의 시간 대부분을 그 분야에 할애할 것이다.

보건연구에 주요한 초점을 두는 의대 임상 교수의 경우, 주요 연구 경력 추구와 관련한 슬픈 현실 중 하나는 시간 관리의 제목 아래 교육 헌신에 대한 고려가 강요된다는 것이다. 물론 교육에 대한 기회와 요구는 무한하고, 교육의 가치와 재미는 상당히 클 수 있다. 그것이 일부 대학들이 교육 연구에 초점을 두는 임상 교수를 모집 및 지원하기 시작한 이유이다. 그러나 멘티가 교육-연구자가 아닌 한, 대부분의 대학들은 그들의 교육적 노력 및 성과에 대해 작은 (또는 부정적) 보상을 제공한다. 오히려 그들의 승진 및 종신 교수직은 영향력이 큰 저널에 제1저자 연구결과들을 게재하는 사람들의 차지이다. 아주 간단히 말하면, 그들이 교육에 쓰는 시간은 그들의 성과 및 (특히) 연구결과의 출판에서는 고려되지 않는 시간이다. 따라서 당연히 많은 임상연구기관들은 그들의 모집 대상은 어떤 교육도 할 필요가 없다는 것을 자랑한다. 또한 당연히, 연구업적상을 감독하는 멘토나 사람들은 멘티가 교육에 "너무 많은 시간"을 할애하는 것에 대해 주의를 당부한다.

따라서 멘토는 그들의 학술 연구 멘티와 함께 다음과 같은 문제와 전술에 대한 탐구를 원할 수 있다:

1 승진 및 종신 교수직에 대한 대학의 교육 요건(있는 경우)을 조사하고 당신의 멘티가 그것들을 충족하는지 확인한다. 그리고 그들이 자신의 교육에 집중할 수 있도록 돕고, 그것이 그들의 경력 개발을 도울 수 있게 한다. 예를 들어, 학부 교육은 연구 프로젝트를 수행하는 학부생의 감독을 포함할 수 있다. 그리고 멘티가 (당신 대학에서 요구하는 강의계획서, 시간기록, 평가, 인정 등을 포함하는) 그들의 "교육 포트폴리오"를 유지하고 있는지 확인한다. 대학원생의 좋은 문서 기록이 유지되도록 할 때도 여전히 이 포트폴리오로부터 시작해야 한다. 교육의 근거 자료 제출을 요청받은 후 그것을 다시 만들어야 하는 상황은 매우 좋지 않은 상황이다. 마지막으로, 멘토는 멘티가 자신의 CV를 정리하고 업데이트하는 것을 도울 수 있다. 예를 들어, 우리는 멘티가 유지 가능한 모든 것(예: 이메일, 노트, 평가 등)을 유지하도록 장려한다. 이들 자료는 승진 및 종신 교수직을 위한 강력한 지원을 제공할 수 있다.

2 입원환자 임상서비스 근무의 수개월 동안(아무런 저술을 하지 않는 동안), 멘티는 임상 기술/치료/임상생리학/근거바탕의학 등을 가르

치는 데 매우 많은 시간을 사용하도록 장려될 수 있으며, 그로 인해 그들은 뛰어난 임상 교수로의 명성을 얻을 수 있다. 이것은 임상의 멘토가 효과적인 임상 교수법을 "모델링"함으로써 교육적으로 큰 기여를 할 수 있는 분야에서 가능하다.

3 멘티는 가르칠 학생과 전임의가 없는 경우 당직 근무에 임하지 말 것과 근무시간이 아닐 때 임상교육을 하지 않도록 조언받을 수 있다.

4 연구방법을 가르치는 멘토는 자신의 멘티에게 그와 함께 주니어 공동-튜터가 될 것을 제안할 수 있다. 이러한 역할에서, 멘티는 교육 학점을 취득할 뿐만 아니라 자신의 방법론적 학습을 통합할 수 있으며, 그들은 노련한 시니어 동료로부터 유용한 교육 전략 및 전술을 얻을 수도 있다.

5 멘티는—경력 초기에 전체 과정의 조직 또는 운영을 책임지는 것으로 인한—에너지 누수(energy sink)를 피하도록 조언받아야 한다. 마찬가지로, 경력 시작 단계의 대학원생 관리에는 주의가 필요하다—우리는 대학원 학생 관리의 책임을 맡기 전에 먼저 논문위원회에 가입할 것을 권장한다[이것 및 다른 무수한 "불량기회(dys-opportunities)"를 피하는 것이 제4.2장의 초점이다].

6 마지막으로, 멘티는 저술하는 날에는 교육하지 않도록 장려되어야 한다.

시간 관리 및 사회생활—가정생활의 우선순위

모든 이는 일과 삶에 대한 적절한 균형점이 어디인지를 파악해야 한다. 우리는 학문적 생산성에 사로잡히기 쉽고, 다음 연구비 기한 또는 원고 작업에 여름 휴가 기간을 사용하기 쉽다. 그리고 그러한 행동은 종종 동료 및 학과장에 의해 긍정적인 것으로 강화된다(다음의 코멘트와

같이: "XX는 심지어 주말에도 항상 신속하게 이메일에 응답한다" 또는 "우리는 매년 몇몇 연구비를 가져오는 YY와 같은 사람이 더 필요하다"). 그러나 일은 우리의 전체 삶 중에서 단지 작은 부분일 뿐이다.

멘티들이 그들의 일과 삶의 균형에 대한 개선을 고민하는 데 도움을 줄 수 있는 유용한 전략은 다음과 같다:

1 당신이 하고 싶은 일에 시간을 많이 보낼 수 있도록 좋아하지 않는 일을 대신해주는 사람(예: 보모/요리사/개인 관리인/청소 도우미 등)을 고용한다. 우리의 몇몇 친구 및 동료는 아이들의 보모를 아이들이 성장한 후에도 유지했는데, 그 이유는 보모가 집안 일을 많이 했기 때문에 그들이 가족 및 친구들과 보낼 수 있는 일부 자유시간을 가질 수 있었기 때문이다.

2 어린아이가 있는 경우 오전 7시 30분에 모임이 있는 것으로 알려진 위원회에 참여하는 것을 피한다. 이 모임의 대부분은 자녀의 등교 준비에 대한 책임이 없는 사람들에 의해 정해지며, 우리는 당신이 이 시간대에 아이를 돌볼 사람을 찾을 수 없다면 여기에 불참할 것을 제안한다. 같은 맥락에서, 이른 아침이나 늦은 저녁의 모임을 계획하지 않아야 하며, 이로써 당신은 다른 사람의 역할모델이 될 수도 있다.

3 육아휴직을 활용하고, 그 기간 중에 일거리가 들어오지 못하도록 보장한다. 우리는 육아휴직을 하고도 집에서 거의 풀타임으로 일을 계속하는 사람을 많이 보아왔다. 휴가 기간을 최적화하기 위해, 어떤 부모가 언제 휴가를 얻을 것인가를 계획하는 것은 유용하다.

4 당신이 학업 일정을 계획하듯이 엄격하게 가족 및 친구와의 일반 행사 일정을 계획한다. 학자가 사회 행사를 위한 시간을 계획한다는 것이 이상하게 들릴 수 있지만, 우리는 종종 우리의 친구 및 동료(그리고

우리 자신!)가 학업의 경우는 그 마감시간에 열중하지만, 우정, 가족관계, 취미 등의 경우에는 오랜 무시를 통해 그것들이 인생 항로에서 저 멀리 멀어진 후에나 깨닫는다는 것을 발견한다.

5 이메일은 휴일에 응답하는 전략을 개발한다. 당신은 사람들이 당신이 돌아오면 그들의 메일에 응답할 것임을 알려주는 "어웨이" 메시지를 입력할 수 있다. 이것은 이메일 수백 통을 미처리 상태로 유지할 수 있기 때문에, 일부 학자들은 돌아온 후에도 자신들이 여전히 관련이 있는 경우에만 그들의 메일 내용을 반복할 것을 메일 발송자에게 요청하는 데 "어웨이" 메시지를 사용한다. 일부 다른 사람은 휴가 기간에 매일매일 이메일을 확인하는 데 별로 스트레스를 받지 않는다 — 다시 말하면 자신에게 맞는 방법을 찾아야 하며, 그러나 휴식 시간의 모두를 이메일 처리에 사용하지 않도록 한다. 이메일 처리를 위한 더 많은 전략과 전술은 제4.2장을 참조한다.

우리는 멘토를 위한 다음의 몇 가지 특별한 고려사항을 제시하며 이 장을 마친다.

1 홀아비인 멘티는 추가적인 어려움이 있을 수 있으며, 추가의 도우미 고용을 위한 지원 펀드가 없을 수도 있다. 고려될 수 있는 전략들로는 보모/청소부 등의 고용을 공동으로 하기를 원하는 다른 사람과의 연결을 포함할 수 있다.

2 멘티와 만날 때는 정기적으로 멘티에게 일과 삶의 균형에 대해 물어보고 또한 그가 일 이외의 재미있는 뭔가를 한 때에 대해 알아본다. 그들이 일 이외에는 재미있는 것을 아무 것도 하지 않는 생활 패턴을 가지고 있음을 알게 된 경우, 그들이 "재미있는 밤/낮/주말" 일정을

가지도록 격려하고, 그들이 재미있는 무슨 일을 했는지에 대해 보고하도록 요구한다. 또한 멘토로서 우리는 우리의 멘티에게 우리가 업무 이외의 일을 하고 있다는 것을 보여주는 역할모델이 될 필요가 있다—우리가 삶의 균형을 달성하는 방법을 멘티가 보는 것은 유용하다. 그러나 또한 이것은 우리 각자가 우리 자신의 상황에 적절한 균형을 생각하고 찾을 수 있는 기회이기도 하다.

3 우리는 육아휴직 또는 아픈 부모의 간호를 위한 휴가기간을 갖는 경우에 학문적 생산성이 감소되는 사람을 평가절하하지 않는 문화를 적극적으로 증진할 필요가 있다. 이러한 "이력서(CV)에서의 차이"에 주어지는 학계의 낙인은 아직 남아 있지만, 우리는 그러한 결근을 쉽게 할 수 있도록 하는 정책 추진을 통해 그것을 완화해야 한다.

결론 및 시나리오 분석

1 멘티: 첫 만남을 갖기 열흘 전, 당신은 질문, 우선순위, 의심, 두려움 및 멘토십이 당신에게 가장 도움을 줄 수 있는 방법에 대한 제안 등을 포함하는 전체 목록을 당신의 멘토에게 이메일로 발송한다.

2 멘토: 이메일 답장을 통해, 멘티가 보내준 목록에 대해 고마움을 표하며, 그 내용의 긴급성에 따른 우선순위를 제안한다. 또한 박스 4.1.1 "멘토십 체크리스트(mentoring meeting checklist)"의 사본을 이메일에 첨부한다. 서로간의 만남을 진행할 방법을 논의하기 위해 먼저 "내가 사는 곳(또는 출발 장소)"에 대해 이야기한다.

3 멘티: 박스 4.1.1 원본을 적절히 수정하면서, 당신 목록에 있는

필요 항목들을 추가하고, 만남을 갖는 바로 전날 밤에 이메일을 보내는 것에 대해 사과한다.

4 양자: 첫 번째 멘토링 미팅은 멋지게 진행된다. 당신들은 약력 및 서로의 관심사를 교환하고, 서로간의 농담으로 웃기도 하며, '멘토십 체크리스트'를 이용하여 필요 사항을 진행하고, 세션의 말미가 되어서 둘은 감정, 의견 및 심지어 이견에 대해서도 편안히 표현할 수 있게 된다.

5 양자: 점진적으로 문제를 해결해가는 주고받기(give-and-take) 방식을 통해, '멘토십 체크리스트'를 당신들에게 적합하게 수정하고 차후의 만남에서 그것을 적용하는 것에 동의한다.

6 멘티: 당신은 질문 목록을 이용하여 좋은 출발을 하지만, 목록에 포함된 항목들이 당신이 생각했던 것보다 훨씬 더 힘든 과업들임을 깨닫고, "우선순위"를 정할 필요가 있으며 그렇지 않을 경우 힘든 과업들에 매몰될 수도 있음을 깨닫는다.

7 멘토: 학업적 성공을 위한 우선순위 설정에 대한 참조물[1]을 복사하여 멘티에게 주고, 그 내용이 당신들에게 실제로 도움이 되는지 확인하기 위해 그것을 공부한 다음—실제로 도움이 된다면—다음 멘토링 미팅의 의제에 넣는다.

8 양자: 다음 만남의 시간과 장소에 동의하고, 또한 만남 전에 충분한 검토가 가능하도록 하는 의제 사전 제출 마감시한의 적절한 설정에 동의한다.

9 멘티: 만남에 대한 간단한 요약본을 준비하여 멘토에게 그 사본을 전한다.

10 멘토: 요약본 사본을 검토하면서 의견과 제안을 추가하여, 그것을 멘티에게 다시 보낸다. 여기에는—당신의 관점에서—당

신들의 멘토십은 훌륭한 출발을 하고 있다고 생각한다는 노트를 추가한다.

11 멘티: 이메일 답장을 통해 멘토의 동의 및 좋은 출발에 대해 감사한다.

참고문헌

1. Sackett DL. Clinician-trialist rounds: 3. Priority setting for academic success. Clin Trials J 2011; 8: 235–7.
2. Sackett DL. The sins of expertness and a proposal for redemption. BMJ 2000; 320: 1283.
3. Shanafelt TD, Boone S, Tan L, *et al.* Burnout and satisfaction with work-life balance among US physicians relative to the general US population. Arch Intern Med. 2012; 172: 1377–1385.
4. Sackett DL. Clinician-trialist rounds. 1: Inauguration, and an introduction to time-management for survival. Clin Trials J 2010; 7: 749–51.
5. Reidenberg MM. Issues in developing the medical scientist, Part 3: Evaluation of scientific achievement. J Investigative Med 2004; 52: 361–3.
6. Sackett DL. Clinician-trialist rounds: 2. Time-management of your clinical practice and teaching. Clin Trials J 2011; 8: 112–4.
7. Spears BW. A time management system for preventing physician impairment. J Fam Pract 1981; 13: 75–80.

제 4.2 장 효과적인 멘토링 전략 및 전술 2

"불량기회(dys–opportunities)"로부터 멘티 보호

이전 장에서 우리는 멘티와 멘토로서의 우리들 각자의 경험, 우리의 체계적 문헌 고찰, 멘티와 멘토 관계에 대한 우리의 질적 연구 및 세계 각국의 동료들에 대한 독립적인 설문조사에서 멘토가 멘티에게 봉사하는 과정에서 실행해야 하는 다음의 세 가지 핵심 전략을 어떻게 식별했는지에 대해 설명했다.

- 정기적인 만남을 갖는다(사전에 합의된 일정에 따라).
- 멘티의 학업 및 사회적 우선순위 선정 및 그에 부합하는 시간 관리 전략을 수립한다.
- 멘티가 경험하게 될 무수한 "불량기회(dys-opportunitie)"로부터 멘티를 보호한다.

이러한 세 전략의 앞선 두 가지는 이전 장에서 언급했다. 여기서는 세 번째 전략에 대해 다룬다. 앞에서와 같이, 이 장의 근거는 GRADE Working Group의 "중간 수준"의 기준을 충족한다.*

---

* http://www.gradeworkinggroup.org/ 참조.

시나리오

오늘의 멘토링 세션은 다음과 같은 한 멘티의 한탄으로 시작한다:

나는 어제 긍정, 열정 및 결의에 넘치고 있었다. 아침에 이메일을 통해 다음과 같은 네 가지의 놀라운 뉴스를 접했다:

1 나의 최초 무작위임상시험(randomized clinical trial; RCT)(연구비 신청서의 재제출은 성공했다. 나는 내 최초의 독자적이고 체계적인 검토를 보고하는 원고(성공적인 교부 신청서 재제출의 기초가 되는)에 하루만 더 노력을 경주하면, 내가 좋아하는 학술지에 보낼 준비가 될 수 있을 것으로 생각한다.
2 내가 작년에 멘토한, 외국에서 유학 온 한 대학원생이 귀국 전에 상위 학위 수료를 도와줄 장학금 경쟁에서 그녀가 나의 도움으로 장학금을 수여했다고 보고했다.
3 두 동료와 내가 자원봉사하는 한 노숙자 쉼터의 드롭인(drop-in) 클리닉이 마침내 도시로부터 임상 간호사를 위한 자금을 받았다.
4 마지막으로, 내가 주니어 전임의 및 의대 학생들로부터 '올해의 교수상'을 받게 되었음을 방금 알았다.

하지만, 나의 긍정과 결의는 다른 이메일을 확인하면서 일부 충격을 받았는데, 그 내용은 다음과 같다: 학술지 편집을 위해 방금 수신한 원고에 대해 검토를 요청하는 자동 발송 이메일; 최근 임명된 종신 시니어 교수로부터, 임상 적응 실험에 대한 자신의 대학원 과정을 맡아서 재구성 및 운영해줄 것을 요청하는 메일; 두 연간 모임(임상시험협회 및 내 하위-전문 연구회) 및 두 특별 심포지엄(인접한 관심 분야)에 대한 등록 요청

메일; 학장의 경영참모로부터, 병원-대학 공간 분쟁 해결시스템을 재검토 및 재구성하기 위한 위원회에 참여를 요청하는 이메일; 나의 관심과 전문 분야 이외의 질병과 관련된 아주 관대하게 연구비가 지원되는 "무작위임상시험(RCT) 제안 요청"; 그 전문 분야에 있는 동료로부터, 그가 그러한 연구비를 신청하는데 도움을 줄 것을 요청하는 메일; 나의 임상 당직팀의 한 멤버로부터, 이번 주말 그녀의 응급 호출 대기를 대신 받아줄 것을 요청하는 메일.

멘티 경력의 이 초기("줄기세포") 시점에서, 그들은 모든 잠재력을 가진 의대 임상 교수이며, 그들의 두뇌, 기술, 관심은 흥미진진하고 보람된 다양한 경력의 세계로 그들을 이끌 수 있다. 예를 들어, 해외 대학원생과의 경험이 국제보건연구 및 교육에서의 경력으로 이어질 수 있다. 아니면 그들은 개인 또는 공공 보건의료 문제를 지적하는 의료 혁신가 및 평가자로도 발전할 수 있다. 또는 그들은 교육 혁신가 및 평가자로 진화할 수 있으며, 이 혁신가나 평가자는 점진적으로 고위 관리 및 리더십 포스트의 경력으로 이어질 수 있다.

경력과 관계없이, 그들의 직업적 성공과 삶의 만족도는 자신의 시간과 에너지를 자신의 중요한 직업적, 사회적 목표에 집중하는 능력에 달려있다. 결과적으로, 그들은 자신의 시간을 그들에게 제공될 다른 무수한 기회에 현명하고 엄중하게 할당해야 한다. 즉, 그들은 일부 기회에 대해 정중히 "아니오"라고 답하는 방법을 배워야 하며, 특히, 훨씬 더 많은 "불량한 기회"(유용한 결과의 기회가 거의 없이 그들의 시간과 에너지를 삼켜버리는 과업으로, 그것은 그들의 경력과 개인적인 발전에 방해가 된다)의 경우에는 더욱 "아니오"라고 답할 수 있어야 한다. 멘티가 그것을 잘 하는 방법을 배울 수 있도록 돕는 것이 성공적인 멘토링의 핵심 요소이다[1].

이 과정은 이전 장에서 설명된 우선순위 목록을 멘티가 다루는 것을 도움으로써 시작된다: 우선순위 목록 #1(*당신이 지금 하고 있지만 종료하길 원하는 것*) 그리고 특히 목록 #1a(*수행할 것을 요청받았으나 거부하길 원하는 것*). 이러한 우선순위 관리의 핵심은 멘티가 정말로 하지 말아야 할 모든 것들을 (그들이 이미 하고 있거나 하기를 요청받았는지 여부와 관계없이) 식별하는 것이며, 단호하지만 정중하게 "아니오"라고 말하는 것이다.

전 세계에 있는 약 50명의 우리 동료들에 대한 비공식 설문조사에서, 우리는 새내기 학자의 보호에 대한 이러한 관점이 널리 공유되고 있을 뿐만 아니라 기존의 학자(멘토 포함)들은 자신들의 지속적인 경력과 만족을 위협할 뿐만 아니라 다른 사람의 경력과 만족을 위한 그들의 기여를 제한하는(예: 새로운 멘티를 맡을 능력을 제한하는) 요청 및 요구에 대해 (정중히) "아니오"라고 말하는 것을 더 잘해야 할 필요가 있다는 강한 의견들 또한 식별됨을 발견했다.

우리의 초점은 멘티의 멘토링에 있기 때문에, 우리는 자신의 경력 초기 단계에서 언제 어떻게 "아니오"라고 말할지에 대한 학습 및 다른 사람의 기분을 상하게 하는 등의 바람직하지 않은 결과를 방지하기 위해 정중하게 "아니오"라고 말하는 방법에 대한 학습 또한 강조할 것이다. 그러나 멘티의 경력이 발전함에 따라 그리고 그들이 기존의 임상교수 및 교육자가 되어감에 따라(예: 종신 교수, 두드러지는 다수의 논문 발표, 효과적인 멘토가 되기 위한 전제조건을 달성했다는 충분한 자신감), 그들은 교육, 동료 심사(peer review) 및 유용한 관리직 과업에 대한 요청에 "예"라고 말함으로써 협력적인 과학 및 의료 문화의 확산에 기여해야 한다(특히, 그것들이 젊은 동료들에게 혜택을 주는 경우).

이 장에서는 우리와 전 세계 동료들이 마주하는 40개의 특정 불량 기회를 표로 만든다(Andrew Oxman 및 Dave Sackett[1, 2]가 쓴 "Clinician-trialist round"에 기술된 바와 같이). 그것들은 회의, 관리(administration), 연구비 및 다른 사람의 연구, 다른 사람의 논문, 교육과 감독, 임상 업무, 다른 사람들과 협업하기, 독서 등으로 분류된다.

그것을 검토하기 전에 당신은 두 가지 요소를 고려해야 한다. 첫째, 우리는 멘티와 멘토에게 세 가지 경고(caveat)를 제안한다: 그 첫 번째 경고는, 행복의 추구는 — 특히, 그것이 직업, 사회, 가족 및 세계에 대한 책임을 실천한 결과로 얻어지는 경우 — 때때로 학문 전통주의자 관점의 성공 추구와는 충돌할 것이라는 것이다. 예를 들어, 난민 캠프에서 환자치료에 전념하는 시간과 에너지는 교육 및 기타 보건 연구의 설계, 실천 및 출판에 사용할 수 있는 시간과 에너지에서 차감해야 한다. 두 노력 모두는 가치 있으며, 그 둘을 고려하는 사람은 단지 그것들 사이에 자신의 시간과 에너지를 어떻게 배분할지를 결정할 수 있다.

두 번째 경고는, 표에 있는 각각의 불량기회는 다른 사람이 아닌 자신을 위한, 그리고 지역적으로가 아닌 국제적으로 긍정적인 경험 및 상당한 기여가 될 수 있는 잠재력을 가지고 있다는 것이다. 따라서, 각 표에는 멘티가 이러한 잠재적 기회에 "예"라고 할 수 있을 때를 제시하는 세 번째 경고가 있다. 이는 세 번째 경고로, 경력의 초기에 있는 의대 임상 교수를 위한 것인데, 이 시기에 너무 자주 "예"라고 하는 것은 자신들 연구의 시작, 진행 및 그 결과의 출판을 지연시키며, 사회 및 가족과의 생활에 스트레스를 주며, 결국 그들을 탈진(burn-out)하게 만든다. 바로 이때가 멘토가 그들이 불량기회와 정상적인 기회를 구별하는 것을 돕는 중요한 역할을 할 때이다.

멘티가 자신의 초기 성공을 달성하면, 그들은 더 자주 "예"라고 말하기를 원할 수 있다. 그럼에도 불구하고 가치가 없는 일부 불량기회가 있으며, 우리는 그것들을 순차적으로 지적할 것이다.

표 항목의 대부분은 반권위주의적, 또는 심지어 반항적으로 보이지만, 이러한 태도는 과학의 발전에 중요한 역할을 했다[3, 4]. 사실, Peter Szatmari는 다음과 같이 썼다:

> 성공적인 임상의-과학 연구자가 되는 것과 관련된 특정한 성격이 있다. 그는 [주제]에 대한 강렬한 호기심이 있어야 하며, 지식의 현재 수준에 깊은 불만이 있고, 환자를 돕는 방법에 대해 더 많은 것을 알고자 하는 깊은 욕망이 있어야 한다. '적대적 반항장애(oppositional-defiant disorder)'*와 관련된 성격 특성을 갖는 것은 매우 유용할 수도 있다[5].

이에 대해 샤론 스트라우스는 다음과 같이 말했다: "이것은 훌륭하다! 그리고 내가 많은 학자들이 가졌다고 생각하는 '자기애적 성격장애(narcissistic personality disorder)'보다는 훨씬 낫다."

표 4.2.1~4.2.8을 소개하기 전에 우리의 두 번째 요소는, 일부 독자들에게, 그것이 불균형적, 비관적, 냉소적으로 보일 수 있다는 것이다. 그것이 그런 식으로 인식될 수 있음을 보는 것은 어려운 일이 아니다. 때때로, 우선권이 없는 무언가에 "예"라고 하는 경우, 그것이 예기치 않은 멋진 경험을 하게 할 수도 있다.

---

* 권위자를 향한 불순종적, 적대적, 도전적 행동 패턴으로, 정신건강 전문가 및 가족요법에 의해 가장 잘 치료된다.

표 4.2.1 회의(연간회의와 학술회의 포함)

무엇	"아니오"라고 말하는 이유	예외
회의에 참석	그것은 이전, 동안 및 이후의 시간 낭비이며, 당신의 (이동으로 인한) 탄소 발생과 당신의 가족 경시를 증가시키며, 당신이 귀환 시 편지함이 차고 넘치는 보상을 한다.	협력자 또는 잠재적 협력자와의 만남 등의 특정 목표나 기회가 있을 경우이면서, 그것들이 분명히 시간 소요, 탄소 발생, 가족 방치 및 넘치는 편지함보다 가치가 클 경우
회의에서 강의	준비에 시간이 걸리며, 연설이 참석의 주된 이유라면 그 이점이 회의 참석의 단점을 능가하기가 어려울 것이다.	다른 곳에서 호평을 받은 중요한 연설 주제가 있고 회의에 참석하는 다른 이유가 있을 경우, 당신은 전할 중요한 메시지가 있으며 회의는 청중들에게 그 메시지를 전달할 수 있는 탁월한 기회를 제공하고, 당신은 중요한 청중과의 상호작용을 할 수 있는 기회를 가질 수 있다.
회의에서 세션을 주재	이것이 참석의 주된 이유라면 그 이점이 회의 참석의 단점을 능가하기가 어려울 것이다. 참가할 다른 이유 또한 있는 경우, 해당 세션에 참가할 수 있으며 당신은 연사들의 시간초과 등에 의해 좌지우지될 수 있다.	회의에 참석할 다른 이유가 있을 때, 그리고 그것이 어쨌든 당신이 참가하기를 원했던 세션인 경우
유쾌한 (휴일) 행사장에서 제약업계 강연자의 강의 청취 (쓸데없는 일)	그들은 그들 당사자들의 이익을 위해 당신을 매수(또는 적어도 이용)하고 싶어 한다.	단지, 가족 구성원에 대한 당신의 과거 태만을 보상하기 위해

자료 출처: [2]Oxman A, Sackett DL. Clinician-Trialist Rounds 14. *Clinical Trials* 2012; 10: 181-87. Copyright ©SAGE Publications Ltd, 2012.

표 4.2.2 관리(Administration)

무엇	"아니오"라고 말하는 이유	예외
관리 및 계획 회의	그것은 거의 항상 시간 낭비이다.	거의 없지만; 그것이 분명하고 가치 있으며 성취 가능한 목표를 가지는 경우, 당신은 중요한 기여를 할 수도 있으며 그것이 실제로 필요한 시간보다 더 많이 소요되지는 않을 것이다.
관리의 과업이나 직책	그것은 학문적, 사회적 시간과 에너지를 훔쳐간다.	그것이 당신 계약의 일부일 경우, 그것은 당신의 학문적, 사회적 목표를 증진할 것이다; 또는 그것이 흥미로울 경우 그것은 그룹 내에서 "자신의 역할을 다하고자" 하는 당신의 의지를 입증할 것이다.
직원/부서 회의 및 학과장과의 세션 동안 끊임없이 문제점 지적	이것은 그 스스로의 특성을 가지며, 상당한 정서적 에너지의 낭비일 수 있다. 또한 이것은 같은 조건에서 일해야 하는 당신 동료들로부터 당신을 사랑받게 하지는 않는다.	당신이 상사에게 접근할 때, 그가 "여기 시시한 겁쟁이가 온다"보다는 차라리 "여기에 문제가 온다!"라고 생각하기를 원하는 경우*
국가기구 또는 국제기구에 사무실 유지	너무 많은 시간을 소비하고 너무 많은 탄소를 생산할 수 있다.	당신이 안정적이며, 독특한 기여를 할 수 있을 경우

자료 출처: [2]Oxman A, Sackett DL. Clinician-Trialist Rounds. *Clinical Trials* 2012; 10: 181-87. Copyright ©SAGE Publications Ltd, 2012.

* 이 예외는 저널 *Clinical Trials*의 창립 편집자 Curt Meinert가 제출함.

Milan Kundera를 의역하면: No 또는 Yes라고 말하는 것이 좋은가? "어떤 결정이 더 나은지를 테스트할 수단이 있는데, 이는 비교를 위한 근거가 없기 때문이다[6]." 그것이 때로는 삶을 아주 밝게 만들기도 한다; 그것은 당신이 "아니오"와 "예"를 모두 말할 수 있는, 그리고 그 결과를 비교할 수 있는 기회를 갖게 되는 '무작위 시험'이 아니다.

표 4.2.3 연구비 신청과 다른 사림의 연구

무엇	"아니오"라고 말하는 이유	예외
제안 요구에 대한 응답	당신의 기본 관심영역 밖의 제안 요구에 응하는 것은 더 중요한 프로젝트 작업을 위한 시간에서 당신을 멀어지게 한다.	그것이 당신이 이미 하고 싶었던 프로젝트에 자금을 조달할 기회인 경우, 또는 당신이 할 수 있는 동기 및 능력을 가진 프로젝트를 위한 새로운 아이디어나 협력을 유발하는 경우
업계의 연구자금 제안에 대한 응답	당신은 환자 또는 공공의 이익이 아닌 그들의 주주를 위해 봉사하게 될 것이며, 당신의 동료 및 자손들로부터 신뢰를 잃을 위험이 있다.	그들이 당신의 정말 중요한 연구에 공적 자금을 지원하는 경우, 그리고 그들이 당신의 프로토콜을 수정할 수 없는 경우, 중간 효능 데이터에 접근할 수 없는 경우, 또한 당신이 그것을 분석하고 출판하는 경로에 대해 그들이 아무런 거부권을 행사할 수 없는 경우*
성공 가능성이 낮은 연구비 신청서의 준비 및 제출	당신이 경마, 축구경기 또는 아일랜드 복권에 배팅해도 최소한 그 정도는 얻을 수 있다.	차후의 중요한 프로젝트를 위한 "예행 연습"으로 하루 저녁에 준비할 수 있는 경우
공동 연구자로 제안	그들이 당신에게 제한적인 흥미를 주는 프로젝트를 제안하는 경우 '아니오'라고 말한다(그들이 정말 훌륭하지 않은 한). 그리고, 당신은 연구비 심사자로부터 "너무 많은 프로젝트에 참여"한다는 꼬리표가 붙을 수 있다.	이 프로젝트가 당신의 목표와 직접적인 관련이 있는 경우, 당신은 중요한 기여를 할 수 있고, 이러한 협력자들과의 작업을 즐길 수 있으며, 중요한 새로운 기법을 배울 수도 있다; 그리고 저자는 초기에 지정된다.
공동연구자 또는 공동저자가 아닌 상태로 시험 방법에 대한 컨설팅 또는 기여**	대부분의 실험은 문제 제기 단계에서부터 중요한 전문가적, 방법론적 입력이 필요한데, 대부분의 실험이 그것의 부재를 겪는다. 따라서 이것은 크레딧이 부여되어야 할 곳에 크레딧이 부여되지 않는, 상당한 시간과 에너지가 소모된다.	그것이 당신의 직무설명서에 있는 경우, 또는 '임상'크기의 상담 수수료와 함께 제공되는 경우***

표 4.2.3 연구비 신청과 다른 사람의 연구 (계속)

무엇	"아니오"라고 말하는 이유	예외
교부금 신청 최종 단계에서의 도움 요청	위와 같음. 이것은 당신의 자유시간을 소비하며, 시간 낭비의 가능성이 더 높다.	그것이 당신의 직무설명서에 있는 경우; 당신 부서 사람들의 그것에 우선순위를 부여하고, 향후에는 당신에게 보다 일찍, 더 많은 리드타임(lead time)을 줄 것을 그들에게 이야기한다.
진행중인 실험 또는 다른 연구 프로젝트에 대한 컨설턴트 역할	당신의 기본적인 목표를 향한 전진보다는 지연의 가능성이 훨씬 더 높다.	필요한 시간이 적고 당신의 목표와 관련성이 큰 경우, 또는 보수가 "임상" 규모인 경우(그리고 돈이 필요한 경우)
기관의 연구윤리위원회 가입	이것은 엄청난 시간 킬러(time-devourer)이다. 치명적인 결정의 위험성도 있다. 당신은 골목대장(bullies)과 작업을 해야 할 수도 있는데, 그것은 당신이 그 일을 시작하기 전에 별도의 과외를 받을 것을 요구할 것이다.	당신의 멘토가 회원인 경우, 관람-학습자로 참석하고; 나중에, 다중의 기관 위원회를 대체하는, 당신 관심영역의 프로토콜을 다루는, 그리고 유능하고 친절한 과학자들과 윤리학자로 구성된 지역 윤리위원회에 가입한다.
설문 조사에 응답	대부분, 과학적 이점 및 타당성이 별로 없다.	그것이 타당성이 있고 높은 수준의 방법론을 가지며, 피드백을 약속하는 경우
연구비 신청 동료 심사	왜 당신 자신의 연구비 신청과 관련이 없는 데 시간을 내는가(특히, 당신은 이미 당신 것에 하나당 2개씩 연구비 신청서를 검토하여 제출했다면)? 부서에서 "내부" 연구비 심사를 필수적인 것으로 규정하는 경우 문제가 커진다.	당신의 멘토가 그것을 검토하고 당신이 노트를 비교하는 경우, 그것은 당신의 전문지식과 관심의 주요 영역에 있게 된다; 그것을 검토하는 것은 당신의 전문지식을 증가시킬 것이며, 당신은 그것의 향상에 기여할 수 있다(임상의는 CME 점수를 위해 이 작업을 수행하는 시간을 기록한다).

자료 출처: [2]Oxman A, Sackett DL. Clinician-Trialist Rounds. *Clinical Trials* 2012; 10: 181-87. Copyright ©SAGE Publications Ltd, 2012.

* 그러나 심지어 이러한 상황에서도, 그들은 이것을 '이해충돌'로 밝혀내야 하며, 그들이 더 이상 요구하는 데에 있어 끝났음을 알도록 해야 한다.

** 임상부서의 생물통계학자 및 개인 실험자는 종종 이것을 요청받는다.

*** 전문의가 임상 상담을 수행하는 시간에 대해 청구하는 것과 대등한 경우.

표 4.2.4 다른 사람의 논문 작성, 편집 및 출판

무엇	"아니오"라고 말하는 이유	예외
학술지 원고 동료-심사	왜 당신 자신의 논문과 관련이 없는 데 시간을 내는가(특히, 당신이 이미 당신 논문 하나당 두 논문을 검토하여 제출했다면)?	당신의 멘토가 그것을 검토하고 당신이 노트를 비교하는 경우, 그것은 당신의 전문지식과 관심의 주요 영역에 있게 된다; 그것을 검토하는 것은 당신의 전문지식을 증가시킬 것이며, 당신은 그것의 향상에 기여할 수 있다(임상의는 평생의학교육(CME) 연수 평점을 위해 이 작업을 수행하는 시간을 기록한다).
공동저자 제안	당신 스스로 읽고 싶지 않은 논문, 당신이 중요하다고 생각하지 않는 논문, 또는 당신의 이름을 넣고 싶지 않은 논문, 이 모든 논문은 시간 낭비이다.	그들에게 관심이 있는 경우, 당신은 유용한 정보를 제공할 수 있으며, 다른 저자에게서 배우는 즐거움도 있을 것이다.
책의 일부분 쓰기	문헌을 제대로 검색하고 감수하는 데는 엄청난 시간이 걸릴 수 있다. 책의 일부분은 색인되지 않으며 찾기 어려울 것으로 보인다. 그것은 승진 및 종신 교수직 임명과 관련이 거의 없어 보인다.	당신 논문을 위해, 교부 신청을 위해, 또는 체계적인 검토의 일환으로 이미 대부분의 작업을 수행한 경우
심포지엄, 특별한 저널 이슈, 또는 책 편집	이것은 7월에 무리를 이루는 캐나다 기러기와 유사하다: 참가자들은 소란하고(종종 해롭다), 조직하기 어려우며, 종종 잠적하고, 모든 방향에서 진로를 바꾸며, 어질러진 상태로 떠나서 당신이 청소해야 할 수도 있다.	주제가 당신의 기본 관심 영역에 있을 경우, 당신에게 편집의 도움을 제공하고, 당신 이름이 결과적인 출판물의 처음에 지정된다.

표 4.2.4 다른 사람의 논문 작성, 편집 및 출판 (계속)

무엇	"아니오"라고 말하는 이유	예외
미디어의 인터뷰 요청	기자는 종종 당신이 하는 말을 오해하고, 잘못 전달하고, 선정적으로 다룬다; 그리고 그들의 마감시간 충족을 위해 당신을 괴롭히고 압박하며, 그들은 자신의 초안을 보여주기를 거부할 수 있고, 당신이 말한 것을 제대로 인용하고 해석했는지에 대한 확인 또한 거부할 수 있다. 종종 당신은 더 슬프게, 더 현명하게, 또는 거부할 수 있다; 더 슬프고, 현명하지만 우스꽝스럽게 여러 차례 나올 수 있다.	기자 및 해당 미디어가 사실-확인 및 과장-방지에 대한 좋은 평판을 가지고 있는 경우, 또는 당신이 직접 자신의 프레젠테이션을 작성 및 통제를 하는 경우, 또는 자기애적 인격장애가 있는 경우.

자료 출처: [2]Oxman A, Sackett DL. Clinician–Trialist Rounds. *Clinical Trials* 2012; 10: 181–87, Copyright ©SAGE Publications Ltd, 2012.

그러나 동료가 언급한 바와 같이: "내가 뭔가에 "아니오"라고 말한 것에 대해서는 후회한 적이 없지만, "예"라고 말한 것에 대해서는 종종 후회했다." 그리고 Josh Billings의 말에 의하면: "이 세상 문제의 절반은 "예"를 너무 빨리 말하고 "아니오"를 충분히 일찍 말하지 않은 것에서 발생할 수 있다." 많은 경우 문제는 기본적으로 "예"라고 말하는 것에 있다. 우리는 멘티의 기본은 "아니오"라고 말해야 하는 것이고 "예"라고 말할 때는 더욱 천천히 말할 것을 제안한다.

이 장이 이메일을 다루지 않는다면 불완전한 장이 될 것이다; 이메일은 멘토십의 모든 단계에서 의대 임상 교수를 유능하게도, 무능하게도 할 수 있는 양날의 칼과 같은 것이다. 멘티와 멘토 그리고 다른 동료들과의 가장 중요한 교류의 대부분(및 당신이 받는 요청의 대부분)이 아마 이메일을 통해 이루어질 것이다.

그리고 멘티는 의심할 여지 없이 이미 RCT 아이디어와 예비 프로토콜은 전 세계 동료들과 함께 교환, 논의 및 수정할 수 있음, 데이터 품질 검사는 시간대 및 작업 일정을 통해 신속하게 완료할 수 있음, 그리고 연구 보고서의 최신 초안을 보기를 원하는 모든 협력자는 수초 내에 볼 수 있음을 알고 있다.

또한 멘티와 멘토는 이미 임상 훈련 및 실습에서 이메일의 수혜자인데, 특히, 병원의 자동정보 시스템을 통해 혈액, 영상 및 기타 임상 결과들을 자동으로 받지 않는 사람들의 경우에는 더욱 그러하다. 예를 들어, "빠른 사실과 개념(Fast Facts and Concept)" 이메일은 미국에서 완화의료 주제 및 자기보고 완화의료 기술에 대한 내과 인턴의 지식을 강화하는 것으로 나타났다[14].

공초점 레이저 현미경 내시경의 부서 라운드를 준비하는, 로스앤젤레스에 있는 한 소화기내과 수련의는 그것에 대한 학문적 문제를 제기했다. 그는 한 번에 미국과 캐나다의 전문가 39명에게 이메일을 보냈고, 그 후 30분 내에 첫 번째 답장을 그리고 13일 이내에 77%의 답장을 받았다[15]. 첫 번째 신경과 진료 예약 후 평균 72주를 기다려야 했던 170만명 인구에 대해 서비스를 제공하는, 벨파스트에 있는 한 신경과 의사 그룹은 일차 진료 의사가 한 페이지 템플릿으로 자신의 상담 요청을 이메일로 컨설턴트에게 전송한 후 진단 및 조언, 진료 약속, 추가 정보 요청 등을 포함하는 컨설턴트의 답장을 신속하게 받음으로 해서 대기 시간을 4주로 줄였다. 그들은 그것이 안전함을 알게 되었고, 재위탁에서 단지 세 진단을 변경했고, 위탁당 순수비용을 58% 감소시켰다.

표 4.2.5 교육 및 감독

무엇	"아니오"라고 말하는 이유	예외
과정 계획	과정을 과학적, 교육적으로 혁신적인 것으로 만드는 데 사용하기를 당신이 희망하던 시간들은 배움을 꺼리는 동료를 찾아서 설득하고, 이미 다른 목적으로 예약되지 않은 미팅룸을 찾아내는 시간으로 거의 완전히 전환될 것이다.	당신의 교수 경력이 번창하는 경우, 그 과정이 당신의 학문적 관심의 중심에 있는 경우, 당신이 교수가 되기 위한 좋은 경로 기록을 가지며 노련한 직원 및 룸스케줄러의 지원을 받는 경우
논문위원회에 참여	이는 시간을 소모하며, 경력의 초기에는 당신의 아이디어 및 관심과 프로젝트의 그것들과 충돌이 있을 수 있다.	당신의 경력이 잘 진행되는 경우, 학생들에게만 유일하게 기여할 수 있는 경우, 그리고 관심의 충돌이 없는 경우, 또는 당신의 대학이 그것을 요구하는 경우
여러 수련의 프로젝트 감독	이것은 당신을 너무 수척하게 만들어서 당신이 자신의 경력 개발뿐만 아니라 그들 각각에도 충분한 주의를 기울일 수 없게 한다(그들이 당신보다 훨씬 더 취약한 경우에도).	당신의 경력이 잘 진행되는 경우, 그러나 당신이 실제 감독할 수를 넘지 않는 경우로, 여전히 자신의 발전을 유지하는 경우
자신보다(심지어) 적은 경험을 지닌, 당신이 선택하지 않은 사람들 감독	당신이 선택하지 않은, 당신이 화합하지 못할 수 있는, 그리고 당신의 아이디어와 프로젝트를 중심으로 당신과 경쟁하기를 원하는 사람은 당신의 시간과 에너지의 싱크홀이다.	당신이 화합할 수 있고, 당신이 작업을 위해 선택하는 협력적인 사람의 경우
과나 부서를 위한 "지정 연구지원 요원" 되기	(심지어 당신보다 경험이 적은) 사람들의 많은 도움 요청이 쇄도할 경우, 당신은 자신의 교수 경력을 위해 사용할 시간과 에너지도 없이 다른 사람의 필요에 의해 그것들이 완전히 소진될 위험이 있다.	당신의 경력을 위한 충분한 시간을 보장하는 경우, 당신이 제한적인 "연구 지원 진료시간" 및 예약 시스템을 구축할 수 있는 경우, 대기 시간이 동료와의 만남이나 그들을 위한 프로젝트의 진행을 방해할 경우 추가적인 도움을 받을 수 있도록 당신의 상사가 사전에 동의한 경우

자료 출처: [2]Oxman A, Sackett DL. Clinician-Trialist Rounds. *Clinical Trials* 2012; 10: 181-87. Copyright ©SAGE Publications Ltd, 2012

표 4.2.6 임상 작업

무엇	"아니오"라고 말하는 이유	예외
당신의 임상 작업 및 청구서들을 많이 증가시키는 상부의 요구*	당신의 교수 경력이나 사회/가족 시간, 또는 둘 모두 사라진다!	당신이 필사적으로 돈이 필요하고 당신의 연구 경력이나 사회/가족 시간 중 어느 하나의 포기/축소를 결정하는 경우, 또는 당신이 다른 곳에서 더 나은 일을 찾을 수 없는 경우
서비스 부서의 장	동료들이 당신을 따르기 전에 그들은 당신을 존경하거나 (또는 적어도 두려워할) 필요가 있다. 그리고 임상 치료와 교육을 개선시키는 데 보내고자 희망했던 시간은 대개 사소한 분쟁의 해결 및 성격장애자를 다루는 데 사용될 것이다.	임상 치료 및 교육의 개선이 당신의 관심 및 직무기술서의 핵심인 경우, 당신의 연구 경력이 이미 안정되어 있는 경우
진료시간 또는 야간 호출대기의 인계를 원하는 동료의 요청	"예"라고 말하는 것은 '보호된' 연구시간 및 생산성, 또는 사회/가족 시간 중 하나를 희생해야 한다.	인정에 근거하는 경우 또는 완전한 상환 및 교환의 형태로
임상 가이드라인 패널에 참여	가이드라인 패널은 업계에 부채가 있는 사람들에 의해 지배될 수 있고, 당신의 명성을 훼손할 수 있고 부적절한 방법을 사용하거나, 가이드라인이 필요하지 않을 수 있다.	가이드라인 패널이 광범위하게 구성된 경우, 패널이 상충하는 전문가들을 포함하지 않는 경우, 의장이 잘 선출되고 또한 준비된 경우, 적절한 방법이 사용되는 경우, 가이드라인이 필요한 경우, 엄격한 기준을 지원할 수 있는 비산업 펀드가 있는 경우, 그리고 당신이 경험에서 배우면서 기여도 할 수 있는 경우
요청에 따른 제약업 대표와의 만남	그들은 근거를 왜곡하는 의약품 광고를 하고, 종종 위험에 대해 침묵하고, 고가의 독점 의약품을 당신과 당신의 환자가 이용할 방법을 찾는다.	거의 없음

자료 출처: [2]Oxman A, Sackett DL. Clinician-Trialist Rounds. *Clinical Trials* 2012; 10: 181-87, Copyright ©SAGE Publications Ltd, 2012.

* 이 요청에 대한 원인을 진단할 필요가 있다: 그것은 멘티의 문제(이전에 협의된 실행, 연구, 교육, 또는 관리 목표를 충족하지 않는)인가, 아니면 기관의 문제(파산으로 향하는)인가?

표 4.2.7 다른 사람들과 협업하기

무엇	"아니오"라고 말하는 이유	예외
무질서한 동료와의 작업	그것은 시간과 에너지를 훔쳐가고 우정을 파괴할 가능성이 높다.	당신이 중요한 프로젝트를 제어하는 경우, 그들이 프로젝트를 손상하지 않는 경우, 프로젝트가 완료될 때까지 그들의 무질서를 참는 것보다 그들을 프로젝트에서 분리하는 데 더 많은 시간과 노력이 필요한 경우
너무 바쁜, 자신에게만 몰두하는, 또는 이기적인 유명한 사람과의 작업	그들은 당신을 가르치거나 멘토링할 가능성이 낮고 당신을 이용하고 당신의 아이디어를 훔칠 가능성이 있다.	그것이 주요한 경력 발전으로 이어질 경우, 작업을 시작하기 전에 당신이 저자에 대한 서면 계약을 체결한 경우, 당신의 멘토가 그들이 당신을 학대하는 경우에 그들에 대한 조치를 취할 준비가 된 경우, 당신이 출구전략과 시간-제한적인 계약을 할 수 있는 경우
싫어하는 사람들과 함께 작업하기	왜 인생에 불행을 하나 더 추가하는가?	위와 같음
전적으로 당신 스스로 하는 작업	어두운 전망, 관련 방법에서의 적은 역량, 참여자들로부터 배울 기회의 부족, 적은 재미.	당신이 아주 효율적이고 박식하고 많은 연구 참가자와 접근할 수 있는 경우, 당신이 공격적인 성격이거나 당신이 염세가인 경우
당국에 대한 일반적인 대응	서로 다른 유형의 요청에 대한 '아니오' 대답의 모든 이유가 (표 4.2.1~4.2.6에서) 적용되며, 이는 요청한 사람에 따라 달라지지 않는다.*	단지 그것이 당국의 요청이라는 이유로, 표 4.2.1~4.2.6의 어떤 요청에 대해 "아니오"라고 말하기 힘들 것으로 판단되는 경우, 당신은 새로운 일 또는 새로운 멘토를 찾는 것이 좋다.

자료 출처: [2]Oxman A, Sackett DL. Clinician-Trialist Rounds. *Clinical Trials* 2012; 10: 181-87, Copyright ©SAGE Publications Ltd, 2012.

* 일부 학자는 "반항 장애"를 학업적 성공에 필수적인 것으로 생각한다(텍스트 참조).

표 4.2.8 읽기

무엇	"아니오"라고 말하는 이유	예외
당신에게 도착한 임상 또는 연구 문헌은 무엇이든 읽기	그것의 대부분이* 신뢰할 수 없거나 무관하다.	당신 분야의 고품질 논문 요약 서비스**
이 장(chapter) 또는 임상 논문의 나머지 부분 읽기	너무 늦다! 우리들의 부모가 저녁식사 접시에 담긴 모든 것을 먹어야 한다고 우리에게 가르쳤던 것의 오류를 알았듯이, 모든 장(chapter) 또는 논문을 읽어야만 한다는 것의 오류를 알 필요가 있다.	다른 과업은 피하고자 하지만, 단지 깊은 생각에 잠긴 것으로 보이길 원하는 경우.

자료 출처: [2]Oxman A, Sackett DL. Clinician-Trialist Rounds. *Clinical Trials* 2012; 10: 181-87. Copyright ©SAGE Publications Ltd, 2012.

* 일반적으로, 임상의 독자는 그 어떤 의료 영역에서 직접적, 임상적으로 중요한 정보를 얻기 위해 상위 20개 저널 기사의 13~14건 정도는 읽을 필요가 있다(실질적인 범위는 1.1~36.9건 정도이지만). 우리는 이 숫자를 "읽을 필요가 있는 아티클의 수" 또는 NNR로 부른다.

** 우리는 Evidence Updates의 정기 회원이다. http://plus.mcmaster.ca/EvidenceUpdates/AboutThisSite.aspx.

마지막으로, 이 책을 위해 우리가 국제적 동료들을 대상으로 실시한 설문조사에서 그 응답의 대부분은 48시간 이내에 도착했다.

끝으로, 이메일을 자신의 치료에 활용함으로써 혜택을 보는 환자 및 시민의 수와 그 유형이 급속히 증가하고 있다—예를 들어, 네덜란드의 한 이메일로 전달되는 컴퓨터 맞춤형 금연 개입[17], 오레곤의 대장암 검진에 대한 방문 증가 이메일 알림[18], 영국에서의 체중 감량 유지를 위한 주간 및 월간 이메일 메시지[19], 호주에서의 담배 억제 광고 배포를 위한 바이러스성 이메일 마케팅 사용[10] 등이 그것이다.

그러나 이 마지막 예는 (2008년) 개인 이메일을 한 달 동안 모니터링한 몰타 병원에서 근무하는 소아과의사에 의해 예시된 이메일의 두 번째 측면(edge)을 드러낸다[21]. 알버트 아인슈타인이 친구에게 "우리가 칭송하는 기술 진보는 병적인 범죄자의 손에 쥐어준 도끼와 비교될 수 있다"고 말했던 1917년에 그는 미래의 이메일을 예상했던 것일까?[22] 우리는 당신들 대부분이 반갑지 않은 내용으로 끊임없이 늘어나는 편지함(이 모두에 신중하게 응답할 경우 당신의 시간과 에너지를 매일매일 소진시킬)을 마주하는 경우 비슷한 생각을 할 것으로 믿는다.

원치 않는 이메일에 (정중히) "아니오"라고 말하기 위한 어떤 솔루션이 있는가? 우리가 멘티들에게 추천 및 적용하는 몇 가지 일반적인 전략과 전술을 다음과 같이 소개한다[2].

- 당신이 하루 내에 이 모든 이메일에 답하지 않을 경우 "비전문가"라고 말하는 보스(당신 자신 포함!)와 일하지 않는다.
- '개인 이메일 대책'(편지함에서 원치 않는 메일이 두 번째나 세 번째 나타나는 경우 그것을 금지하는)을 시행하고 항상 최신상태로 유지한다. 이러한 전략의 예로는 첫 번째 기회에서 옵션 "취소(unsubscribe)" 사용, 두 번 이상 귀찮게 한 소스로부터의 추가 메시지를 금지하는 메일 사용자 에이전트(마이크로소프트, 모질라, 또는 기타) 옵션 사용, 더욱 정교한 스팸 탐지기(Bayesian이 적합한 것으로 알려져 있다[23]) 사용 등이 있다.
- 받은 편지함의 모든 메시지를 한 번 "터치"하도록 한다: 짧은 대답으로 회신한다; 긴 답변을 위해 그것을 "해야 할 일(To do)" 파일에 강조 및 파일링한다; 향후 참조를 위해 아카이브에 파일링한다; 삭제하거나, 삭제 후 반복을 금지한다. 여기서 두 번째 목표는 비어 있는 받은 편지함을 보는 즐거움을 경험하는 것이다.
- 이메일로 인한 불편의 정도에 따라, "회의 또는 휴가로 인해 출타

중"* 모델(그러나 대기 이메일이 너무 많이 쌓이는 것을 피하는)에 기반하는, 제한적인 자동-응답을 점진적으로 사용한다. 이러한 자동응답의 예는 다음과 같다: "저는 다음 X 일/주 동안 이메일 회신을 할 수 없습니다. 귀하의 질문이 그 날 이후에도 여전히 유효할 경우, 그 때 다시 보내주세요" 또는 "저는 현재 이메일 메시지에 응답할 수 없습니다."** 물론 당신은 여전히 이메일을 읽을 수 있고 (따라서 치명적인 결함을 방지하고), 한 번에 하나씩 터치하고, 중요하다고 판단되는 것에 응답하고 나머지는 모두 삭제한다.

(정중히) "아니오"라고 말하는 방법

이전의 연구를 다시 설명하면서, 우리는 멘티에게 정중히 "NO"라고 말하는 법을 가르칠 수 있는 몇 가지 전술을 설명하며 이 장을 마친다. 그리고 다시 한 번, 우리는 이 조언이 일부 독자에게는 이기적이고 냉소적인 인상을 줄 수 있는 가능성에 직면한다. 우리의 관점에서, 문제는 일부 멋지고 가치 있는 기회와 경험들이 "아니오"라고 말함으로써 없어질 수 있다는 것이 아니다.

문제는 "예"라고 너무 자주 말함으로써 멘티가 과도한 헌신, 과도한 작업, 미흡한 성취, 미흡한 사회성, 즐거움 부족, 자신의 기여 제공 실패, 소진(번아웃) 등의 위험에 처할 수 있다는 것이다.

심지어 한 문헌 조사에서는 만성적인 소진(번아웃)을 확인했다. 메

* 이 사무실로부터의 이메일은 휴가 때뿐만 아니라 당신이 임상 서비스 중일 때 그리고 편지함을 계속 확인 및 관리할 수 없을 때도 사용할 수 있음에 유의한다.
** 이 극단적인 자동응답을 제안한 동료는 다음과 같이 썼다: "그것은 실제로 잘 작동하는데… 난 그냥 그것을 더 자주 사용하려는 꿋꿋한 의지를 가졌으면 좋겠다. 그러나 내가 할 때면, 그것은 아주 잘 … 작동한다."

이요 클리닉에서 최근 실시된 내과의사 설문조사(이 조사의 응답률을 볼 때 1/5 이하가 설문조사 요청에 “아니오”라고 말하는 방법을 배웠음을 알 수 있었다)에서 30%가 “직장 일로 인한 소진(번아웃)을 적어도 일주일에 한 번은 느끼는 것으로 밝혀졌다. 그들의 소진(번아웃)의 가장 강력한 예측인자는 주당 근로시간, 일/가족 충돌, 일/가족 충돌을 일 측면에서 해결(그들의 가족이 대가를 지불하는 해결)하는 것이었다. 소진(번아웃)의 주요 원인은 자신의 주요 관심사 영역 밖의 과업에 대해 “예”라고 말하는 것이었고, 소진(번아웃)의 위험은 자신이 가장 높은 우선순위를 두는 학문을 하기 위한 시간이 20% 이하로 줄어들 경우 두 배가 되었다. 또한 소진(번아웃)은 의대 임상 교수가 아직 연수생, 박사후연구원, 초기 경력 개발 프로그램 등에 속해 있는 동안 그들의 불안의 크기에 영향을 미친다. 피츠버그의대 ‘임상 및 병진 과학 연구소’의 ‘학위 수여 및 경력 개발 프로그램’에서, 의대생의 24%, 레지던트의 12%, 연구원의 18%, 교직원의 23%가 이미 소진(번아웃) 증상을 경험했거나 완전한 극도의 피로를 느꼈다. 일/가족의 불균형은 흔한 원인 중 하나였다(특히, 여성의 경우).

한 극단적인 예로, 미국 26개 의과대학의 교수들에 대한 설문조사를 설명하는 최근의 한 논문은 다음과 같은 제목을 수반했다: “왜 의대 교수의 1/4이 의대를 떠나는 것에 대해 생각하는가?” 다른 한 극단적인 예를 들면, 조기의 소진(번아웃) 증상을 이겨낸, 그리고 다른 사람에게 “예”라고 하게 함으로써 불량기회를 피하는 데 최고로 능숙한 의과대학 학장들 중에 심각한 소진(번아웃)을 겪는 사람의 비율은 2%였다.

따라서 임상의 우수성, 교육 및 연구의 우수성, 자기효능감, 일-삶-가족의 균형 및 재미의 추구가 의대 임상 교수의 권리장전에서 삭제될 때까지, 그리고 학장, 병원장, 보직자 및 임상과장이 추가 작업을 수행할 수 있는 충분한 자원을 지속적으로 제공할 때까지, 멘토는 멘티가 원치 않는 대부분의 과제에 대해 (정중히) "아니오"라고 말하도록 조언할 것이다.

여기에서 제공되는 조언은 전 세계의 동료들이 Andy Oxman 및 Dave Sackett에게 말한 것들의 정수이다. 다른 만성 질병과 마찬가지로, 우리가 제안하는 불량기회에 대응하는 방법은 "단계적 관리"를 포함한다(박스 4.2.1).

박스 4.2.1 불량기회에 대응하는 단계적 관리

1단계: 바로 "예"라고 하지 않는다.
2단계: 누가 아첨하거나 조른다고 "예"라고 하지 않는다.
3단계: 예상되는 것을 당신이 정확히 아는지 점검한다.
4단계: 기회비용을 고려한다.
5단계: 정중히 "아니오"라고 말한다.
6단계: 당신의 실수에서 배운다.

자료 출처: [24]Oxman A, Sackett DL. Clinician-Trialist Rounds. *Clinical Trials* 2013, 10(2) 340-343, Copyright ©SAGE Publications Ltd, 2013.

1단계는 그들이 하고 싶은 무언가라 하더라도, 요청에 즉시 "예"라고 말하게 하려는 유혹에 멘티가 저항할 수 있도록 조언하는 것이다. 그들이 그것을 하기를 원치 않거나 하지 않아야 됨을 알고 있다면, 바로 5단계로 갈 수 있다.

2단계는 아첨하거나 조르는 것에 대해 경계하도록 하는 것이다. 멘티는 다음과 같이 간단히 말하고 침묵할 수 있다: "당신들이 즉시 내 대답이 필요한 경우, 그것은 '아니오'일 것이다" 조르는 것이 계속되면, 멘티는 5단계로 갈 수 있다.

3단계는 멘티가 충분한 정보를 바탕으로 결정을 할 수 있도록 확인하는 것이다. 그들이 "예"라고 하길 원한다고 생각하는 경우, 그들은 즉시 그들이 하도록 요청받은 것, 최종 산물, 기한, 자원 등에 대해 상세히 기록하는 카운터-요청서(counter-request)를 만들어봐야 한다. 멘티가 이 카운터 요청서에서 충분한 정보를 얻을 수 없는 경우, 5단계로 이동한다.

4단계는 요청에 "예"라고 하는 것이 그 기회비용의 가치가 있는지 확인하는 것이다. 그렇다라고 멘티가 자신할 수 없는 경우, 5단계로 이동한다. 그것이 기회비용의 가치가 있다고 생각한다면, 그들은 이전 장에서의 우선순위 목록을 꺼내고(필요 시 업데이트), 이 새로운 기회를 선택하기 위해 목록 #2(그들이 하고 있지는 않지만 하기를 원하는 일) 또는 #3(그들이 하고 있으며 계속 하고자 하는 일)에서 무엇을 희생시켜야 할지와 그것이 가치 있을지를 결정해야 한다. 그렇지 않은 경우, 5단계로 이동한다.

멘토(및 가족*)는 멘티가 이러한 결정을 내리는 데 중요한 역할을 할 수 있으며, 멘토는 이들의 백업에서 매우 중요할 수 있다. 멘토는 멘티가 "예상되는 직업-기회"의 장단점 평가를 분명히 할 수 있게 도울 수 있다.

또한 그들은 멘티가 명성 있는 불량기회를 얻기 위해 "선택되기를 바라는 것"의 떨림과 가족에 대한 책임, 시간, 재능, 에너지, 재미, 마음

---

* 우리가 의미하는 '가족'은 유전학적, 우호적, 또는 깊은 우정을 통해 멘티와 밀접하게 연결된 사람으로, 멘티는 그들과 핵심적, 상호적 양육 관계를 공유한다.

의 안정 등의 희생이라는 냉정한 실현 사이를 명확히 구별할 수 있도록 돕는다.

5단계는 정중히 "아니오"라고 하는 것이다. 해당되는 경우, 멘티의 거절의 아픔은 요청의 중요성에 대한 인식을 통해 완화될 수 있으며, 박스 4.2.2와 같은 표현이 사용될 수 있다.

박스 4.2.2 완곡히 거절하는 방법

요청받아서 영광이지만, 불행하게도 …
제안에 저를 포함시켜 주어서 감사하지만 …
귀하의 작업(요청)은 흥미롭고 중요하게 들리지만 …
이것이 당신에게 중요하다는 것은 알지만 …

자료 출처: [24]Oxman A, Sackett DL. Clinician-Trialist Rounds. *Clinical Trials* 2013, 10(2) 340-343, Copyright ©SAGE Publications Ltd, 2013.

박스 4.2.3은 우리의 동료와 우리가 "아니오"라고 할 때 사용하는 간단한 표현의 예이다. 그것들은 박스 4.2.2의 문장을 완료하는 데 사용될 수도 있다. 왜 자신의 다른 책임이 불량기회의 선택을 불가능하게 하는지에 대한 아주 적절한 많은 이유가 있다. 거짓된 해명은 당신 멘티의 신뢰도와 명성을 손상시킬 수 있다. 뿐만 아니라 링컨의 지적과 같이,* 그것(거짓)은 진실보다 기억하기 더 힘들다. "거짓말을 항상 성공적으로 할 수 있을 만큼 충분한 기억력을 가진 사람은 없다."[3]

* 마크 트웨인(Mark Twain)에 의해 장점으로 변환된 마음자세: "나는 [조지] 워싱턴과 다르다; 내게는 더 높은, 더 웅대한 표준적 원칙이 있다. 워싱턴은 거짓말을 할 수 없다. 나는 거짓말을 할 수 있지만, 나는 하지 않을 것이다." [http://www.quoteidea.com/authors/mark-twain-quotes]

가능하면, 멘티들 또한 건설적인 조언을 해야 한다. 최선의 조언은 도움을 줄 수 있는 다른 개인이나 그룹을 식별하는 데 대한 조언이다. 그러나 그들은 어떤 친구를 숨막히는 폭군이 통제하는 불량기회에 추천함으로써 "그를 버스 아래로 던지지" 않도록 주의해야 한다. 그리고 이메일 답신에서 당신의 후보 추천을 "cc(참조)" 또는 "bcc(비밀참조)"로 보내는 것은 도움이 되며, 그럴 경우 그들은 예상되는 요청에 대해 미리 주의할 수 있다.

박스 4.2.3 정중히 "아니오"라고 말하는 방법(말 그대로)

1 그냥 "아니오"라고 한다:
나는 할 수 없다

2 시간이 충분하지 않다:
나는 너무 바빠.
내 접시(할 일)가 가득 찼다.
이전의 약속 때문에 할 수 없다.
이전 약속 때문에 의미 있는 기여를 할 수 없다.
지금 정신없이 바쁘다. 행운을 빈다.
나의 다른 모든 약속을 고려할 때, 이것에는 충분한 기여를 못한다.
나는 이미 많은 기여를 하고 있기 때문에, 이것은 맡을 수가 없다.
타이밍이 나에게 맞지 않다.
(이 마지막 요청을 위해) 좀 더 빨리 내게 왔어야 했다. 지금 이 작업을 할 시간이 없다.
난 정말 이 일을 원하지만, 하겠다고 대답한 일들이 너무 많아서(또는 미리 정해놓은 한계를 넘고 있어서) 문제가 되고 있다(또는 이전의 약속들을 변경해야 할 듯하다).

3 내 여건상 가능하지 않다:

(계속)

나의 멘토(또는 상사)가 허락하지 않는다.
내 멘토는 내가 아내와 아이들을 못 볼 정도로 많은 과제를 주었다.
나는 올해 이미 내 멘토(보스)가 할당해준 두 학생을 감독하고 있다.

4 지금 나는 다른 곳에 집중해야 한다:
내 경력의 이 시점에서 나는 연구에 초점을 두는 것이 필요하다.
나는 이 "강의"를 지금은 맡을 수 없다. 그것은 내가 하고 싶었던 일이지만, 현재의 내 연구가 정상 궤도에 오른 후에 할 계획이다.
이것은 사전에 동의했고 나는 연구원으로 이것에 충분한 기여를 못하고 있다(현재의 연구시간을 침해하게 될 추가적인 임상작업을 요청받는 경우).

5 그것은 다른 사람에게 공평하지 않을 것이다:
나는 이미 여러 학생들을 맡고 있고 현 상황에서는 추가로 맡을 여력이 없으며, 만약 추가로 맡는다면 새로운 학생들이 원하는 도움을 충분히 주지 못할 듯하다.
나는 내 환자를 위한 시간을 더 이상 다른 곳으로 돌릴 수 없다(그렇게 할 경우 환자 치료의 질이 저하될 것이다).
현재의 내 관리 책임을 줄이는 그 어떤 메커니즘을 찾을 수 있는 경우에만, 이 작업을 수행할 수 있다.

6 그럴 만한 가치가 없다:
예를 들어, 논문 초록을 보았을 때 그 논문(또는 교부금 신청)은 참조의 가치가 없다.

7 나는 그 일에 맞지 않다:
나는 이 일과 이해(이익)의 충돌이 있는 사람이다.
나는 이미 다른 동료 그룹과 비슷한 작업을 하고 있고, [당신이 요구하는 일을] 하는 것이 그들에는 불공평한 일이 될 것이다.

8 내가 기여할 수 있는 것은 아무것도 없다:
나는 이것에 건설적으로 기여하기를 원하지만, 관련된 많은 훌륭한

(계속)

사람들이 있기 때문에 아마도 나는 아무 도움이 될 수 없을 것이다.
당신이 이미 완전히 마무리한 것으로 보이며, 내가 추가할 것은 거의 없을 듯하다.
난 당신이 요구하는 일을 할 수 있는 기술이나 전문지식이 없다.

9 나중에 다시 이야기하자:
(요청자가 완료해야 하는 모든 일)을 다 마친 다음 다시 오면, 그때 도움을 주겠다.
미안하지만, 나는 6(또는 5, 4···)개월 이상 미리 예약하지 않으며, 그 기간 내의 다른 약속들 중 취소할 수 있는 것이 없으므로, 이 멋진 제안은 그 기간 이후에나 가능하다. 그때 다시 이야기하자.
나는 하길 원하지만, 당신은 내가 그 자리를 포기하길 원하는가? (상사가 당신이 할 수 있는 것보다 더 많은 일을 하도록 요청하는 경우)

자료 출처: [24]Oxman A, Sackett DL. Clinician-Trialist Rounds. *Clinical Trials* 2013, 10(2) 340-343, Copyright ©SAGE Publications Ltd, 2013.

6단계는 멘티가 자신의 실수로부터 배울 수 있도록 하는 것이다. 전술한 내용의 무시 또는 잘못된 적용으로 인해 불량기회를 선택하게 되어, 그들이 직장 및 가정에서의 시간, 창조적 에너지, 재미 등을 희생시키고 있다고 생각하는 경우, 그들은 우선순위 목록 #4[다음 6개월에 대한 목록 #1 및 #1a(*종료* 및 *거부*)를 단축하여 목록 내에서의 균형을 개선하기 위한 전략]를 통해 자신을 구해내는 작업에 착수하는 것이 좋다.

결론 및 시나리오 분석

당신의 멘티는 다음과 같은 방법으로 여러 불량기회에 대해 정중히 "아니오"라고 말했다.

- *학술지에서 방금 수신한 원고에 대해 검토를 요청하는 해당 저널의 자동요청 메일:* 그녀는 올해 이미 세 건의 논문을 심사했으며, 그 학술지는 자신의 연구물 출판을 원하는 유일한 출판사가 아니며, 그들은 그녀가 심사위원으로서 제공해야 하는 것을 결정하는 데 필요한 충분한 정보를 제공하지 않았다고 판단했다. 집으로 가는 버스에서, 그녀는 아이폰을 꺼내 요청서의 "거부" 상자에 표시 후 삭제했다. 소요 시간: 수분.
- *최근 임명된 종신 시니어 교수로부터, 임상 적응 실험에 대한 자신의 대학원 과정을 맡아서 재구성 및 운영해줄 것을 요청하는 메일:* 그녀는 멘토링 세션에서 이것에 대해 직접 당신과 논의했다. 그녀는 이 시니어 교수를 존경했고, 그녀의 차후 경력에서 그 과정을 운영해보길 원했고(그러나 지금은 아니다), 또한 그들의 기분이 상하는 것을 원치 않았다. 당신은 그녀의 평가에 동의했고, 함께 반대-제안서를 작성했다: 그녀가 제안 전부를 받아들이지는 않았지만(그녀는 당신의 조언을 인용했고, 그가 그녀를 압박하고자 한다면 당신과 직접 상대해야 함을 명확히 했다), 과정의 끝부분에서 세션 하나를 제공해줄 것을 제안했다. 논의 및 역제안 준비에 소요된 시간: 2시간, 그녀의 역제안서 초안 작성은 1주일에 걸쳐 진행.
- *두 연간 모임(임상시험협회 및 내 하위-전문 연구회) 및 두 특별 심포지엄(이접한 관심 분야)에 대한 등록 요청 메일:* 그녀는 앞쪽 두 모임에 이전에 참석했던 적이 있고 그와 같은 수동적

인 참석을 통해 얻을 것은 거의 없다고 생각했다. 그러나 그녀는 이미 처음 두 모임을 위한 초록을 준비했고, 그 모임은 그녀가 일부 협력자를 만날 수 있는 기회를 제공할 것이다. 그녀는 초록이 구두 발표를 위해 선택될 경우 모임에 참석하기로 결정한다(또한 비행기에서 그리고 세션들 간에 작업할 다른 프로토콜 및 원고들도 함께 가지고 갈 것이다). 그녀는 후자의 두 회의는 물려줄 것이다. 소요 시간: 수분.

- *학장의 경영참모로부터, 병원-대학 공간 분쟁 해결시스템을 재검토 및 재구성하기 위한 위원회에 참석을 요청하는 이메일.* 당신 둘은 그것은 그녀의 시간 낭비임에 전적으로 동의하고 수초 이내에 처리했다. 그녀는 당신이 그녀의 현재 업무 및 책임을 검토한 후 그 일을 맡는 것을 금지했다는 이메일을 경영참모에게 발송한다. 소요 시간: 수분.
- *나의 전문 분야 이외의 질병과 관련해 관대하게 자금이 지원되는 "RCT 제안 요청":* 그녀는 비록 그녀가 하루에 하나의 프로토콜 초안을 만들 수 있지만, CV, 지원 레터, 예산, 서명 등을 모으는 데 몇 일 더 사용해야 한다는 것을 깨달았다. 그녀의 현재 연구진행 관련 정규 의제 항목들 사이에 그것을 추가하면서, 그녀는 그녀가 이미 다음 2년 동안 사용 가능한 모든 연구시간을 사용하기에 충분한 연구비 지원을 받을 것으로 판단하고, 더 이상 신청하지 않기로 결정한다. 소요 시간: 수분.
- *전문 분야에 있는 한 동료로부터, 그가 그러한 자금을 신청하는 데 도움을 줄 것을 요청하는 메일:* 정규 멘토링 세션의 의제에 올리면서, 그녀는 친구를 돕기를 원한다고 설명하지만, 그의 연구 역량에 대한 의구심을 나타내며, 그녀가 연구비 관련 어려운

일과 연구 관련 무거운 책임에 말려들지 않을지 두려워한다. 토론 후 그녀는 동료에게 다음 달(연구비 마감 한 달 전) 내로 그의 완전한 첫 번째 초안을 그녀에게 보낼 것을 요구하는 이메일을 발송하기로 결정한다. 그리고 그녀가 그것을 받으면 "단 한 번의" 제안 및 코멘트를 그에게 제공할 것을 약속한다. 소요 시간: 토론 및 이메일 작성에 수분, 그리고 그녀는 아직 초안 프로토콜을 수신하지 못했다.

- *나의 임상 로타의 한 멤버로부터, 이번 주말 그녀의 전화를 받아줄 것을 요청하는 "tweety" 청원:* 모임을 떠날 때 20초간의 토론에 이어, 이번 주말에는 특별한 계획이 없기 때문에 그녀는 엘리베이터를 기다리는 동안 청원에 잠정적으로 동의하는 문자를 그 멤버에게 발송한다. 그럽지만 그녀의 잠정 동의는 그 멤버가 다음 주 당신 멘티의 응급호출 대기당직을 대신해줌으로써 다시 보답한다는 것에 동의하는 문자를 보내기 전에는 무효함을 명기한다. 트위터 답변 소요 시간: 20초.

참고문헌

1. Oxman A, Sackett DL. Clinician-trialist rounds: 13. Ways to advance your career by saying "no" Part 1: Why to say "no" (nicely), and saying "no" to email. Clin Trials J 2012; 9: 806–8.
2. Oxman A, Sackett DL. Clinician-trialist rounds: 14. Ways to advance your career by saying "no", Part 2: When to say "no," and why. Clin Trials J 2012; 10: 181–87.
3. Chalmers I. Scientific inquiry and authoritarianism in perinatal care and education. Birth 1983; 10: 151–62.
4. Oxman AD, Guyatt GH. The science of reviewing research. Ann NY Acad Sci 1993; 703: 125–34.
5. Szatmari P. Personal communication. Sept 2012.
6. Kundera M. *The Unbearable Lightness of Being*. New York: Harper & Row, 1984.

7. Roberts I, Prieto-Merino D, Shakur H, *et al.* Effect of consent rituals on mortality in emergency care research. Lancet 2011; 377: 1071–2.
8. Sokol DK. Is bioethics a bully? BMJ 2012; 345: 32.
9. Ontario Cancer Research Ethics Board website. Available at: http://oicr.on.ca/oicr-programs-and-platforms/ontario-cancer-research-ethics-board. Accessed 30 Sept 2012.
10. Sackett D, Guyatt G, Haynes B, Tugwell P. Dealing with the media. In: Haynes RB, Sackett DL, Guyatt GH, Tugwell P. *Clinical Epidemiology: How to Do Clinical Practice Research*, 3rd edn. Philadelphia: Lippincott Williams & Wilkins, 2006; pp 474–86.
11. Fretheim A, Sch¨unemannHJ, Oxman AD. Improving the use of research evidence in guideline development: 3. Group composition. Health Res Policy Syst 2006; 4: 15.
12. McKibbon KA, Wilczynski NL, Haynes RB. What do evidence-based secondary journals tell us about the publication of clinically important articles in primary health care journals? BMC Medicine 2004, 2: 33.
13. Purpose and procedure. Evid Based Med 2012;17:e4 doi:10.1136/ebmed .17.01.e4.
14. Claxton R, Marks S, Buranosky R, *et al.* The educational impact of weekly e-mailed fast facts and concepts. J Palliat Med 2011; 14: 475–81.
15. Paul N. Use of email to acquire information from experts. Lancet 2011; 377: 208.
16. Patterson V, Humphreys J, Henderson M, Crealey G. Email triage is an effective, efficient and safe way of managing new referrals to a neurologist. Qual Saf Health Care 2010; 19: e51.
17. Te Poel F, Bolman C, Reubsaet A, de Vries H. Efficacy of a single computertailored e-mail for smoking cessation: results after 6 months. Health Educ Res. 2009; 24: 930–40.
18. Muller D, Logan J, Dorr D, Mosen D. The effectiveness of a secure email reminder system for colorectal cancer screening. AMIA Annu Symp Proc 2009: 457–61.
19. Thomas D, Vydelingum V, Lawrence J. E-mail contact as an effective strategy in the maintenance of weight loss in adults. J Hum Nutr Diet. 2011; 24: 32–8.
20. Carter OB, Donovan R, Jalleh G. Using viral e-mails to distribute tobacco control advertisements: an experimental investigation. J Health Commun. 2011; 16: 698–707.
21. Grech V, Hugo AM. Email spam: a single user's perspective. J Vis Comm Med 2008; 31: 110–2.
22. Lightman A. *A Sense of the Mysterious: Science and the Human Spirit.* New York: Pantheon, 2005; p. 110.
23. Wikipedia contributors. Bayesian spam filtering. Wikipedia, The Free Encyclopedia. July 12, 2012, 16:00 UTC. Available at: http://en.wikipedia.org/w/index.php?title=Bayesian_spam_filtering&oldid=501901515. Accessed October 15, 2012.
24. Oxman A, Sackett DL. Clinician-trialist rounds: 15. Ways to advance your career by saying "no". Part 3: How to say "no," nicely. Clinical Trials J 2013, 10: 340–

43.
25. Dyrbye LN, West CP, Satele D, *et al.* Work/home conflict and burnout among academic internal medicine physicians. Arch Intern Med 2011; 171: 1207–9.
26. Tait D, Shanafelt TD, Boone S, *et a*l. Burnout among academic faculty. Arch Intern Med 2012; 172: 1377–85.
27. Primack BA, Dilmore TC, Switzer GE, *et al.* Burnout among early career clinical investigators. Clin Transl Sci. 2010; 3: 186–8.
28. Pololi LH, Krupat E, Civian JT, *et al.* Why are a quarter of faculty considering leaving academic medicine? A study of their perceptions of institutional culture and intentions to leave at 26 representative U.S. medical schools. Acad Med 2012; 87: 859–69.
29. Gabbe SG, Webb LE, Moore DE, *et al.* Burnout in medical school deans: an uncommon problem. Acad Med 2008; 83: 476–82.
30. Quotation Collection website. Abraham Lincoln quotes. Available at: http://www.quotationcollection.com/author/Abraham_Lincoln/quotes. Accessed 18 November 2012.

제 4.3 장 효과적인 멘토링 전략 및 전술 3

지식 생성을 위한 멘토링

시나리오

당신의 평화로운 집필시간을 방해하는 전화 한 통이 아주 유망한 한 멘티로부터 걸려온다. 그리고 그는 자신의 생애 첫 연구비 신청이 거절되었음을 하소연한다. 당신과 그는 당황하고 있으며(그것은 그의 유망한 경력경로에서 첫 좌절이다), 당신들이 분야를 잘못 선택한 게 아닌가 하고 걱정하고 있다. 이러한 위기에 처한 멘티들에 대한 멘토링을 위해 당신은 무엇을 할 수 있으며, 또한 해야만 할까?

임상 연구자의 위상, 명성 및 학업적 성공의 가장 기본적인 척도는 인간의 건강에 직접적 또는 궁극적 이익을 가져다주는, 그들에 의해 생성된 새로운 지식이다. 따라서 이 같은 연구자들을 멘토링하는 멘토들의 성공의 기본적인 척도는 그와 같은 성공을 이룰 수 있도록 의대 임상 교수들을 교육하고 준비시키는 능력이며, 이는 연구를 위한 연구비 지원을 그들이 획득할 수 있도록 멘토링하는 것을 포함한다. 이 장은 대부분이 임상 교수들을 위한 멘토링에 대해 쓰여졌으며, 그들을 위한 다양한 지원을 획득하는 최저에서 최고 수준에 이르는 방법들을 다룬다.

유능한 멘토는 과학적 탐구에 대한 자신의 사랑 및 그 즐거움에 대해 멘티와 대화를 나누면서 멘토십을 시작한다. 또한 그들은 임상분야에서 최첨단 연구를 수행하는 카리스마 있는 리더에게 자신들의 멘티를 소개할 기회를 포착하고자 노력한다. 유능한 멘티는 이러한 "전이성(다른 사람에게 영향을 줄 수 있는) 열정" 속에서, 답을 요하는 다음과 같은 질문들에 대한 임상적 만남, 라운드, 세미나, 독서, 개인적인 심사숙고 등을 하기 시작한다.

- 기관 강하(tracheal descent)의 이 "전통적인" 검진 소견이 실제로 내 환자와 같은 환자들에서 재현될 수 있는가, 그리고 그것이 만성 기류장애를 포함하는가 아니면 배제하는가?[1]
- 내 환자와 같은 심부전 환자들에서 6분 도보 후의 이 같은 변화가 실제로 그들의 예후에 중대한 악화를 나타내는가?
- 이 새로운 항혈전 약물요법이 실제로 심정맥혈전증 후의 출혈과 재발 모두를 줄일 수 있는가?
- 현재 4가지 약물을 복용하고 있으며, 지속적인 증상을 보이고 있는 나의 만성폐쇄성폐질환(COPD) 환자가 3가지 약물만을 복용할 경우 더 나은 기분을 느끼며 잘 기능할 수 있을 것인가?[2]
- 내 환자와 같은 뇌졸중 환자들이 내 병원에서 혈전용해제를 받는데 실제로 걸리는 기간은?
- 과연 "모션 증폭"이 산과 출산 및 신생아와 성인 중환자실에서 표면 및 관혈적 모니터를 대체할 수 있을까?
- 임상 직원들에게 환자 중심의 의사결정을 가르치고 그것을 다 습득했는지를 평가할 수 있는 더 좋은 방법이 있는가?
- 내 완화 치료 환자들은 항불안제보다 진통제에 대한 요청에서 그들의 간병인으로부터 서로 다른 반응을 경험하는가?
- 어떤 상황에서 초등학생을 대상으로 하는 한 학교 급식 프로그램

이 교육 및 건강 증진의 성과를 높이는가?

- 단기 치료 병원에 입원한 노인들에 대해, 증거기반의 조기 운동 전략을 시행하는 것은 입원 기간을 감소시키고, 기능 상태를 증가시키며, 장기요양원의 입원을 감소시키는가?
- 전문직 간의 교육은 학부의 의학교육을 위해 어떻게 최적화될 수 있는가?
- 만성질환의 갑작스런 악화를 보이는, 응급실에서 보내진 환자에 대한 신속한 평가는 병원 입원 가능성의 감소 및 치료의 질 향상으로 이어지는가?

멘토십 미팅의 의제로 선정된 이러한 근원적인 생각들은 다음의 세 차원에서 탐구될 수 있다. 첫째, 그들은 "so what(그래서 뭐)?" 테스트에 해당될 수 있다. 그 문제에 답하는 것이 실제로 임상 및 의료에 큰 차이를 야기하는가?

만약 그렇다면, 두 번째 차원은 현재의 방법들과 자원이 그것에 답하기 위해 동원될 수 있는지를 탐구하는 것이다. 그리고 만약 그렇다면, 현재의 지식 상태, 해당 문제가 이미 답변되었거나 현재 답변되고 있는지의 여부, 세 번째 차원을 제공하기 위해, 현재 문헌과 RCT 및 체계적인 검토 등록사업(*ClinicalTrials.gov* 및 PROSPERO와 같은)에 대한 검색을 수행할 수 있다.

그 결과로, 유능한 멘티는 중요하며 답변 가능한 연구 문제의 순위 목록을 만들어서 유지한다. 일부 문제는 기존 문헌의 체계적인 검토를 통해 답을 얻을 수 있을 것이다. 다른 문제들은 'N-of-1 시험*'을 통해

* [역주] 중재의 반복적인 시작과 중단이 결과물에 유사한 패턴을 만들어낸다면 이는 변화가 치료에서 유발되었다는 것을 증명한다는 개념

답을 얻을 수 있다. 그러나 대부분의 문제들은 팀 결성, 프로토콜 형식 생성, 자금 지원을 위한 외부 신청 등을 필요로 할 것이다.

이 책의 저자(들)는 연구비 신청서의 작성, 제출 및 그에 대한 변호는 의대 임상 교수의 교육에서 필수적인 과정이기 때문에 그 초기의 노력은 그들의 대학원 교육의 일환으로 수행되어야 하며, 그들이 박사 후 연구원이나 교수로서 연구를 진행하기 위해 노력하는 시기까지 기다려서는 안 된다고 생각한다.

연구비 신청을 준비하는 것은 매우 어렵고 시간이 많이 걸리는 일이며, 온라인 연구비 신청 절차가 어떻게 작동하는지 모든 대학원생 및 연구원들이 숙지하게 하는 것 또한 하나의 중요한 목표이다.

대부분의 자금지원 기관들은 대학원생이나 연구원을 연구비 신청의 주 지원자로 인정하지 않지만, 그들은 연구비의 수령 직원은 될 수 있고, (사전 합의에 의해) 연구에서 수반되는 프레젠테이션 및 간행물의 주 저자도 될 수 있다.*

멘티가 자신의 연구 의제를 선정함과 동시에 유능한 멘토는 그들의 멘티가 (자신의 팀을 결성하고 리드하는 방법을 배울 수 있는, 잘 화합하고 생산적인 연구 팀에서) 실제적인 연구경험을 할 수 있도록 주선한다. 조직, 자금조달, 관리(인력의 고용 및 해고 포함), 문서화 및 다양한 팀 구성원의 행동(위임, 학점공유, 갈등해결 등)에 대한 멘티의 관찰은 멘토십 미팅에서 토론의 주제가 된다.

---

* 여기서 한 가지 주의사항으로, 우리는 박사 후 연구자들이 그들 지도교수의 연구비 신청서를 저작권 또는 다른 위임을 받지 않고 대신 쓰는 많은 경우를 보았으며, 따라서 우리는 멘티가 연구비로부터 야기되는 지적 재산권에 대해 지도교수와 토론할 것을 주장하며, 그들이 연구원 신분이 끝난 후에도 해당 프로젝트와의 관계를 유지하고, 저작권에 대한 서면 보장 또한 받을 것을 주장한다. 최선의 선택은 만약 박사 후 연구원이 학술적인 자리를 얻게 된다면 PI/지도교수(공동 PI로 남아 있는)가 그들에게 연구비를 서명 후 넘기는 것이다.

외부에서 연구비 신청서에 대한 윤리적, 과학적 평가를 수행하는 유능한 멘토는 자신의 멘티가 차후의 토론을 위해 이들 신청서에 대한 "맹검" 심사를 실행할 수 있는 기회를 제공한다. 이러한 경험은 멘티의 과학적 통찰력을 예리하게 할 뿐만 아니라, 그들이 자신의 차후 경력에서 유용하게 사용할 피드백(양식)을 정밀하고, 세련되며, 건설적인 스타일로 개발하는 데 도움을 준다.

설득력 있고 흥미로운 연구 문제가 "so what(그래서 뭐)?" 테스트를 통과하고 멘티의 역량으로도 그 문제에 대한 답변이 가능한 경우, 유능한 멘토는 멘티의 가장 힘든, 가장 까다로운, 가장 주요한 장애물과 관련하여 그들을 돕는 중요한 역할을 한다: 즉, 명확하고 답변 가능한 연구 문제를 선정한다. 연구 질문 내 각각의 단어들은 연구 방법의 전략, 전술뿐만 아니라 연구 결과의 분석, 해석 방법 및 신뢰성을 결정하기 때문에, 그것들은 멘토십 미팅에서 토론 및 수정을 위해 (수주간은 아니지만) 수일간은 사용할 가치가 있다.

멘토는 멘티가 자신들의 연구 질문의 형태는 그들의 연구 의도에 따라 달라진다는 것을 인식하도록 도울 수 있다. 예를 들어, 개입의 비교 효능이나 효과에 대한 질문은 PICOT 형식의 득을 본다:

P = Patients(환자): 이 특정 분류의 환자 가운데(진단, 단계, 증상, 징후, 실험실 데이터, 예후 인자 등), 이것은 그룹 또는 모집단(학령기 아동, 정책결정자, 임상의, 의료영역 등과 같은)을 나타내는 데 사용될 수 있음에 유의한다.

I = Intervention(개입): 이 특정 개입(약물, 장치, 수술, 교육, 말하기 등)을 한다.

C = Comparison(비교): 이 특정 대안적 개입["주의 위약(placebo)" 또

는 아무 것도 없는 것 포함]에 비해

O = Outcome(결과): 이 특정 결과(생존, 임상 이벤트, 기능 수준, 삶의 질, 의료의 질, 비용 등)를 개선한다.

T = Time(시간): 이 특정 기간 동안?

이와 같은 접근방법은 정성적 연구 질문에 사용할 수 있다:

P = 이들 환자/제공자/정책결정자/참가자, 인구, 문제, 정책의 의도 또는 사용, 프로그램 사이에

I = 이 의료 서비스의 개입을 수행

C = 이러한 상황, 문맥, 개념하에서

O = 이러한 장벽, 촉진자, 태도, 신념, 지식에 영향을 미친다.

멘티가 논리적이고 답변 가능한 질문을 선정하면, 유능한 멘토는 연구비 신청서를 만드는 과정에서 (다른 방법론 학자, 프로젝트 매니저 및 예산 담당자들로부터의 비판과 조언을 참고하면서) 그들을 안내하고, 모든 연구윤리위원회, 제도적 검토위원회 및 무수히 많은 다른 관료적 장애물로부터 그들을 보살펴준다. 또한 멘토는 그들 멘티의 연구비 신청서 초안(draft grant)에 대한 반복적이고 엄격한 비판이 그들에 의해 그리고 그들의 전문가 동료에 의해 반드시 수행되도록 조치한다.

연구비 신청서의 작성 내용, 전략, 전술을 설명하는 몇몇 자료가 있지만, 그들의 요건은 수여 기관에 따라 매우 다양하기 때문에 우리가 여기서 그것들을 설명하지는 않고, 단지 미국국립위생연구소(United States National Institutes of Health)와 같은 일부 기관은 연구비 신청서 작성을 위한 다양한 가이드와 팁을 제공함을 지적한다[3]. 많은 자금지원

기관들이 연구비 신청서 작성 워크숍을 개최하므로, 연수생들은 이를 이용해야 할 것이다. 또한 유능한 멘토는 자신의 멘티와 성공적인 신청서의 예를 공유한다; 멘토가 연구비 신청에 참여하지 않은 다른 사람과 지적 재산권의 공유를 꺼리는 경우, 이것은 지적 재산권, 비밀유지 협정 등을 논의할 수 있는 절호의 기회가 된다.

우리는 그 구성원들에게 "신청서-작성" 서비스를 제공하는 연구-중심 부서 및 기관들이 증가하고 있다고 생각한다.

한편, 이들 서비스는 그들의 승인이 없이는 연구비 지급이 불가능한 기관의 관료 및 평가자를 만족시킬 수 있는 신청서의 주요 부분들을 적절히 작성할 수 있게 도와준다. 반면, 연구 질문 또는 프로토콜의 선정을 위해 이들 서비스에만 의존해서는 안 된다—그것은 멘티의 책임일 뿐만 아니라, 그들의 고유한 기여이며, 그들 교육의 원천이다. 사실, 우리는 학술 연구자가 되는 것의 가장 독특하고 즐거운 부분 중 하나는 문제를 질문하고 그에 답할 수 있는 능력이라고 생각하며, 이 활동을 '연구비 신청서 작성 서비스'에 떠넘기는 것은 연구 책임자로서의 자신의 책임을 포기하는 것으로 간주된다. 따라서 부록 준비 및 추천서 추적과 같이 한없이 "까다로워" 보이는 작은 부분들을 떠넘기는 것은 괜찮지만, 연구 질문을 선정하고 그에 답하기 위한 과학적 전략과 전술을 준비하는 것은 가장 즐거운 작업일 뿐만 아니라 서비스 부서에 떠넘기지 말아야 할 핵심적인 것이라고 우리는 주장한다.

대학원생으로서의 첫 연구비 신청서 작성을 추천하는 또 다른 이유는 신청서가 해당 기관의 동료 검토, 행정 및 서명 과정을 거치는 동안 얼마나 긴 시간이 걸리는지를 멘티가 경험하게 하는 것이다. 후자의 두 과정은 2~3주 정도 걸릴 수 있고, 내부 동료 심사는 한 달 이상이 걸린다. 따라서 신청서 제출을 9월 1일에 원하는 경우 7월 1일까지는 신청서 초안이 준비되어야 한다.

마지막으로, 새로이 연구비를 신청하는 것과 관련하여 훌륭한 멘토링의 핵심적인 요소는 첫 라운드에서의 거절 가능성뿐만 아니라 둘째 라운드에서의 훨씬 밝은 성공 전망을 멘티에게 교육하는 것이다. 확실히, 어떤 멘티 경력의 결정적인 순간은 첫 연구비 신청서의 승인을 받는 순간이다. 그것은 그들의 프로토콜을 실행하고 새로운 지식을 생성하기 위한 자원을 제공할 뿐만 아니라, 그들이 존경과 관심의 대상이 될 가치가 있는 유능한 과학자임을 (그들 자신뿐만 아니라 그들의 동료, 기관 및 직장에) 확인시키는 역할을 한다.

그러나 어떠한 연구비 지원 경쟁에서 승리하는 것은 어려운 일이며, 심지어 노련하고 성공적인 연구원도 첫 신청서는 일반적으로 거절된다. 멘티가 연구비 신청서를 준비하는 것을 돕고 설명하는 수많은 교육 소스가 있지만(종종 수여기관 자체에서 제공하는), 거절된 것을 되살리는 데 도움을 주는 곳은 거의 없고, 거절 통지를 받는 심리적 외상을 극복하는 데 도움을 주는 곳 또한 없다. 신청서가 거절된 멘티가 다시 활기를 찾게 할 뿐만 아니라 그들의 거절된 신청서를 부활시키는 데에는 멘토의 역할이 중심적이기 때문에, 이 장에서는 이들 문제 모두를 다룬다.

오프닝 시나리오의 반복

당신의 평화로운 집필시간을 방해하는 전화 한 통이 아주 유망한 한 멘티로부터 걸려온다. 그리고 그는 자신의 생애 첫 연구비 신청이 거절되었음을 하소연한다. 당신과 그는 당황하고 있으며(그것은 그의 유망한 경력경로에서 첫 좌절이다), 당신들이 직종을 잘못 선택한 게 아닌가 하고 걱정하고 있다. 이러한 위기에 처한 멘티들에 대한 멘토링을 위해 당신은 무엇을 할 수 있으며, 또한 해야만 할까?

노련한 멘토는 신청서 제출 훨씬 전에 그들의 멘티에게 그것의 거절 가능성뿐만 아니라, 그와 같은 거절은 매우 성공적인 수석 연구자들이 제출한 첫 신청서에도 일어날 수 있음을 "인식시켜" 준다(예방 접종). 이와 같은 예방 접종이 멘티에 대한 타격을 완화하지만 제거할 수는 없다. 따라서 이 장의 나머지 부분에서는, 멘티가 자신의 연구비 신청서가 거절된 데 대한 감정적, 실제적 충격에 대처하는 것을 돕기 위해 멘토가 사용할 수 있는 전략과 전술을 설명할 것이다. 우리가 사용할 사례는 무작위 시험을 위한 연구비 신청이지만, 해당 문제 및 권고사항들은 다른 연구 설계에도 동일하게 적용될 수 있다.

첫째, 멘토는 멘티가 상황을 (정상적으로) 인식하고, 연구비 거절에 대한 그들의 정서적 반응에 단계적으로 대처하도록 도울 수 있다[4]:

1 그들 반응의 첫 번째 단계는 압도적인 실망감으로 지배될 수 있다. 그것은 그들의 과학적 능력에 대한 판단처럼 느껴질 수 있으며, 종종 그들의 인격과 개성에 대한 판단이라고까지 느낄 수 있다. 멘토는 이 느낌들은 정상이며 심지어 정서적으로 건강한 것이라고 말하여 멘티에게 힘이 되어 줄 수 있다. 멘토의 이와 같은 조언은 멘티가 거절 통보를 받은 처음 몇 시간 또는 며칠 동안 아무런 중요한 결정을 하지 않도록 적극적으로 격려하면서 진행될 수 있다—그 기간 동안에는 상황을 정확하게 평가할 멘티의 능력이 흐려질 가능성이 있다. 멘티는 거부 통지서를 더 이상 보이지 않게 폴더에 넣음으로써 이 단계를 최소화하고, 조속히 가족과 친구들의 지지 속으로 돌아가며, 사회 활동 및 체육 활동에 약간의 시간을 보내도록 권장될 수 있다.

2 두 번째 단계는 분노가 지배하게 될 것이며, 이 단계에서 그들은 일반적으로 평가자를 "평가"한다. 참 바보 같은 평가자들! 그 위인들은

분명히 아무것도 모를 거야! 그들의 의견은 불공평하다. 그들은 이 제안의 독창성이나 중요성을 알았을까? *정말로* 이것의 목적과 방법을 이해했을까? 그들이 이 분야와 적용 방법론에 충분히 익숙한 걸까? 또한 과학적으로 정확한 검토작업을 진행한 걸까?

이 질문들 중 적어도 하나 이상에 대한 답은 "아니오"일 것이며, 그것만으로도 평가자나 수여 기관에 대한 분노를 일으키게 하는 충분한 원인이 될 것이다. 일부 멘티는 이 단계에서 자신의 반응을 글로 적어보는 것이 (하지만 보이지 않는 곳에 둠) 분노를 발산하고 차후에 보다 사려 깊은 반응을 하는 데 도움이 될 수 있다. 다른 멘티들은 그들에 대한 지지자들 속에서 비학술적 활동을 하면서 시간을 보내는 것을 선호할 수 있다.

3 세 번째 단계는 신청서에 열거된 목적과 방법에 대해 담당 평가자가 제시했던 비평을 참조하여 신청서를 수정하는 시간일 수 있다. 초기 단계에서는 가끔 플래시백(환각의 재발; 1, 2단계 분노의 재발)이 발생할 수 있지만, 대부분의 멘티들은 지금 직면하고 있는 상황에 합리적으로 대응할 것이다.

다음으로, 멘토는 멘티가 먼저 그의 신청서를 재사용할지 여부를 결정하도록 격려하면서 다음의 프로세스를 시작할 수 있다. 그들이 기관의 평가자가 지금 생각하고 있는 것들을 알게 되었기 때문에, 당연히 지금이 연구비 획득을 위한 좋은 기회이다. 그러나 지금이 진정으로 그들이 자신의 생각을 전환할 수 있는 좋은 기회일까? 그 제안서/신청서를 포기하는 근거는 다음의 네 가지이다:

1 그들이 신청한 연구가 *너무 느린* 연구인가? 기관(평가자)들의 거

절이 이미 다른 사람들이 당신 멘티를 누르고 그 질문들에 답했음을 보여주는 설득력 있는 증거가 되었는가? 만약 그렇다면, 그들은 이 제안서를 포기하고, 그들의 생각을 치료의 실증적인 장점에 대한 논리적인 문제를 다루는 다른 연구의 개발로 돌려야 하는가(예를 들어, 실용적 시험 제안)?

2 그들이 제안한 연구가 *너무 이른* 연구인가? 기관들의 거부는 멘티가 제안한 개입에 대해 알려진 바가 거의 없기 때문에 그들이 제안한 연구 설계를 통해 테스트를 준비하기가 어렵다는 강력한 증거가 되었는가? 이 역시 그러하다면, 그들은 이 신청서를 포기하고, (아마도, 기초과학자와의 공동연구를 통해) 이들 허점을 채울 수 있는 새로운 것을 개발해야 하는가?

3 그들의 신청서는 간단하게 해결할 수 없는 *치명적인 결함*으로 인해 처참한 평가를 받았는가? 예를 들어, 그들의 것과 같은 제안서를 지지하는 유일한 기관은 그들의 제안서에 관심이 거의 전혀 없는가?

4 이 연구비 신청서의 수정에는 *시간이 너무 많이* 소요되는가? 이 연구 프로젝트는 (그 사이에) 과학적인 가치 및 당신 멘티의 관심을 잃었는가? 또한 그들이 훨씬 더 가치 있고 중요하며, 보다 흥미로운 다른 연구 문제에 관심을 가지게 되었는가?

그러나 그들이 제안한 연구(및 제안서)가 너무 늦지도, 너무 빠르지도, 흥미가 없지도, 수정에 너무 많은 시간이 걸리지도 않는 경우, 멘토는 그의 멘티가 거절의 고통을 그 제안서를 수정하여 다시 제출하는 긍정적인 노력으로 전환할 수 있도록 도와야 한다.

다음 섹션에서 우리는 50여 명 이상의 연구자와 멘티가 자신들의 실패한 연구비 제안서를 수정하여 다시 제출할 때 사용하는 전략과 전술을 요약한다[5].

수정 및 재제출의 과정은 다음의 네 단계로 이루어진다. 이 과정에서, 멘티는 많은 숙련된 연구자들도 연구비 수령을 두 단계(첫 단계는 최초 신청서의 거절)의 과정으로 여긴다는 사실에 위안을 받도록 장려될 수 있다.*

단계 I. 멘티가 그들을 도울 동료와 만나기 전에 갖는 단계들

A 멘티는 공동-신청자, 멘토, 그리고 수정작업 및 재제출 팀("R&R 팀")에 참여하기를 원하는 다른 사람들에게 주목하면서, 그들과의 회의를 긴급하게 계획한다.** 한편 멘티는 다음과 같은 숙제를 해야 한다:

B 멘티는 수여 기관에서 가능한 한 많은 피드백을 얻어야 하며, 이로써 그들은 경험과 자신감을 얻을 수 있다. 멘티는 절대적으로 필요한 경우에만 자신의 멘토에게 도움을 요청한다.

1 이번의 거절이 이 연구비 신청서에 대한 두 번째 이상의 거절인가? 만약 해당 기관에서 "거부 후 재제출 금지" 정책을 통과시킨 경우, 다른 기관 또는 다른 아이디어로 갈아타야 한다.

2 평가 과정 중에 있는 개별 신청서를 추적하는 직원("감시원") 또는 과학 담당자가 해당 기관에 있는 경우, 멘티는 무엇이 잘못되었는지에 대한 내용을 상세히 메모할 수 있다. 과학 담당자가 평

---

* 그 최고 기록은 아마도 오스트레일리아 연구원이 보유한 것으로 생각되는데, 그의 선별 시험을 위한 신청서는 7차례의 시도 끝에 성공했다.

** 물론, 이것은 최초의 연구비 신청서를 준비하던 당신의 멘티와 만나서 공동으로 작업했던 그룹과의 *재회*를 의미한다.

가서에 메모를 한 경우, (이는 외부 및 내부 평가에는 포함되지 않는 중요한 정보를 포함할 수 있기 때문에) 그 메모의 사본을 요청해야 한다.

3 멘티들은 자신의 신청서가 동료 평가 위원회에 도착했는지, 아니면 그곳에도 도착하기 전에 거부되었는지 여부를 확인할 수 있다. 후자의 경우, 멘티는 그 이유를 파악할 수 있다; 저자의 시니어 동료 중 한 명이 그들에게 정중하게 물어볼 것을 제안한다.

4 멘티는 어떤 위원회가 검토했는지 그리고, 가능하다면, 그 구성원의 이름을 (또는 적어도 분야를) 알 수 있다. 그것이 가장 적절한 위원회였는가, 아니면 다시 제출할 때 당신은 다른 심사위원회를 요청해야 하는가?

5 연구비 신청서를 거부당했을 때 항소(재심청구)를 했었는지 여부와 관련하여 저자 동료들은 둘로 나뉜다. 심한 부정이나 편견이 있을 때를 제외하고, 대부분은 재심 청구를 하지 않았다.*

6 해당 기관이 탈락 통지서에 평가점수를 포함하지 않은 경우, 멘티는 별도로 그것을 요청해야 한다. 만약 그것이 자금지원 가능 범위 내에 있다면, 멘티는 용기를 가지고 그 신청서가 (이후에) 더 매력적인 것이 될 수 있게 만드는 방법을 생각해야 한다. 그 점수가 매우 낮은 경우라면, 멘티는 대폭 수정 또는 다른 기관에 대한 제출을 준비할 수 있다. 그러나 그들은 본 저자가 두 기관에 제출된 동일한 연구비 신청서가 하나는 최고 점수를, 다른 하나는 매우 낮은 점수를 받는 것을 보았다는 사실에서 용기를 얻을 수 있을 것이다.

---

* 저자는 노골적으로 성차별적인 평가로 드러난 뒤 거절이 번복된 성공적인 재심 청구 건을 알고 있다.

7 멘티는 재제출 형식에 대한 해당 기관의 규정, 재신청 허용 기간의 시작 시점, 그들이 추가 표와 부록을 허용하는지 여부, 이전의 점수로 재신청의 자격이 되는지 여부(멘토와의 철저한 토론을 필요로 하는 어려운 문제이다), 최초 신청서에 대한 비판을 다루는 긴 커버레터를 허용하는지 여부, 그들의 연구를 지원하는 기관의 추천서 또는 외부 방법론 전문가의 추천서를 허용하는지 여부 등에 대해 알아볼 수 있다.

8 멘티는 이 최초 단계를 통해 배운 모든 것을 R&R 팀에 전달해야 한다.

C 멘티는 그들이 지금까지 배운 내용을 이 거절된 신청서에 대한 "세심한" 리뷰 과정에 반영한다:

1 그들은 연구 문제[6]가 가장 명확하게, 그리고 가장 창의적이고 흥미진진한 방식으로 구성되었는지에 대해 자신에게(그리고 제3자에게) 수없이 반복하여 질문해야 한다.

2 그들은 자신들의 연구에 대한 실로 설득력 있는 제안서를 만들고 있는지를 평가해야 한다. 이것은 일반적으로 문헌 검색 자료의 업데이팅, 그들이 다루고 있는 문제의 중요성에 대한 보다 설득력 있는 최근의 증거를 찾는 작업, 그들의 개입(및 필적하는 개입)에 대한 생물학-임상-교육-치료의 이론적 근거, 잠재적인 임상 공동작업자 및 자발적인 관련 건강단체의 임상적 조화 및 열정, 그들의 연구 질문이 명확히 해결될 경우 얻게 될 사회적 이익 등에 대한 평가를 요한다.

다른 연구자의 언급이 당신 멘티 자신의 언급보다 평가자에게 더 큰 울림을 주기 때문에, 재신청서에는 전자의 언급이 많이 포함되어야 한다.

3 멘티의 프로젝트는 최초 실패한 신청서를 제출할 당시보다 더 실현 가능성 있게 되었는가? 그 후로, 그들의 공동작업자 및 기관의 헌신, 적당한 참가자의 가용성, 그들 개입의 실용성, 그들의 연구 절차 및 데이터 형태에 대한 성공적인 시험, 결과 측정의 정확성 및 정밀도 등에 대한 좋은 소식이 있었는가? 당신 멘티가 다시 제출하는 신청서에 이러한 것들이 포함되는 경우, 그것은 그가 재신청 기간을 단지 수동적으로 기다린 것이 아니라, 자신의 연구 문제에 대한 적극적인 추적을 지속하고 있었음을 입증한다.

4 멘티는 (더 많은) 공공 또는 매체의 지원을 활용해야 하는가? 이러한 전략은 도움을 줄 수도, 또는 엉뚱한 결과를 낳을 수도 있으므로, 진행하기 전에 멘토와 논의해야 한다.

5 멘티는 프로젝트를 위한 적절한 공동작업 팀을 구성했는지에 대해 자신에게 질문해야 한다. 예를 들어, 그들이 통계분석을 제시하지만, 최초 신청서 작성 당시 통계학자 공동연구원이 없었을 경우, 그들은 지금부터 해당 학자와의 협력을 추구해야 한다.* 신청서 평가자에게 그들 연구의 품질과 신뢰성을 향상시킬 다른 '방법론 전문가'가 있는가(특히, 가장 중요한 평가자의 전문분야가 멘티 연구팀의 구성원들에게 알려지지 않은 경우)? 그리고 이 추가의 전문가들이 멘티를 도운 후 해당 연구에는 공식적으로 참여하지 못할/않을 경우, 당신의 멘티는 적어도 자신의 재신청서에 추가할 강한 지지 레터를 받을 수 있는가?

6 특히 경력 초기에, 또는 그것이 이런 종류에 대한 그들의 첫 연구인 경우, 당신의 멘티는 공동연구 책임자로 유명한 연구자(평가

---

* 캐나다의 일부 기관은 모든 무작위 임상시험에 대해 통계학자와의 공동연구를 요구한다.

자들에게 잘 알려지고 존경받는)를 모집해야 하는가?*

7 멘티는 그들 신청서에 대한 모든 비평이 "거짓-긍정(false-positive)"인지를 판단해야 하는가? 즉, 그들의 신청서에 대한 모든 비평이 과학적으로 옳은 것이지만, 평가자의 표현 방식이 혼란스러울 뿐인가?
만약 그렇다면, 멘티는 그에 대한 좀 더 명확한 초안을 작성하여, 쉽게 이해될 때까지 동료의 자문을 구할 수 있다.

8 신청서가 무작위 시험을 위한 것인 경우, 당신의 멘티는 설명-실용 연속선(explanatory-pragmatic continuum)상에서의 그것의 위치를 재고할 필요가 있는가?[7] 즉, 당신의 멘티가, 그가 단일 센터에서 좀 더 빠른 *설명적인(explanatory)* 질문(예를 들어, 전문 임상의가 치료하는 높은 위험의 매우 민감한 환자에게 제공될 경우, 그들의 개입은 역할을 할 것인가)을 선정하면 더 잘 해나갈 수 있는 경우인데, 긴 다기관 시험의 *실용적인(pragmatic)* 질문(예를 들어, 여러 센터의 일상적인 치료에서 환자에게 제공될 경우 그들의 개입이 역할을 할 것인가)을 너무 빨리 제기했는가?

9 다시 말해, 무작위 시험의 자금지원을 위한 신청의 경우, 멘티 프로토콜의 모든 요소가 이 설명-실용 연속선상의 위치와 일치하는가? 그들은 (예를 들어) 실용적인 시험에서 너무 과도한 승낙법, 낮은 임상시험 수준의 승낙자에 대한 개입, "per-protocol" 분석 등을 추가했는가?

---

* 사실, 이것들의 목적은 자금지원을 받는 것이기 때문에, 저자는 이 시니어 연구자들이 (해당 연구의 결과를 발표할 때 멘티가 그들과의 입장을 바꾼다는 사전 서면합의가 있는 한) 재제출되는 신청서에 책임연구원으로 지정되어야 하는지에 대해 멘티와 토론한다. 이것은 독립성의 부족으로 보이는 것과 자금지원에 대한 가능성을 조화시키는 개인적인 판단이다.

10 당신 멘티의 주요 결과 측정치 획득은 후속 추적에 협조하지 않는 참가자로 인해 취약해지는가? 그렇다면, 그들은 후속 추적에서 배제되는 참가자의 결과를 얻을 수 있는 일상적인 관리 데이터베이스를 검색해야 하는가, 아니면 그들은 정해진 개입을 중단하고 그 연구를 떠난 참가자에 대한 적어도 일차 결과 측정치 획득을 허용하는 "단계적 통보 비동의(stepwise informed de-consent)"를 받아들여야 하는가?

11 당신 멘티가 아주 많은 소스에 대한 아주 많은 데이터의 수집을 제안했는가? 그들의 프로토콜과 데이터의 형태는 해당 연구 질문의 본질에서 벗어나는 데이터에 대한 요구와 함께 병적으로 비대한가? 그렇다면, 그것들은 제거될 수 있는가, 아니면 참가자와 방문자에 대한 단지 임의의 하위집합으로 확정될 수 있는가?

12 이상의 결과로, 해당 기관이 당신 멘티의 예산 규모에 대한 축소를 압박하고 있는가(심지어 그들이 모든 예산에 대한, 이를테면, 20% 삭감 정책을 호소한 후에도)? 그들이 조정 가능한 비대 부분을 점진적으로 제거하는 경우, 어떻게 보일 것인가?

13 그러나 비대한 부분이 조정이 된 후에도 해당 기관이 여전히 멘티의 예산 삭감을 압박할 가능성 또한 있는가? 그들은 재신청서에서 흥미로운 하위연구의 일부 또는 전부를 제거해야 하는가? 극단적으로 당신 멘티는 자신의 요구를 변환하여, 파일럿 연구를 위해 종잣돈만을 요구해야 하는가? 또한 그들은 신청서를 분할하여 각각의 요소들을 서로 다른 기관에 신청해야 하는가?

14 그 과정에서, 멘티는 그들이 기관의 거절 편지 또는 기관과의 접촉을 통해 배웠던 다른 모든 비판들을 확실히 해결해야 한다.

15 전술한 모든 것을 바탕으로 멘티는 그들이 연구비 신청서의 수정

에서 처리되어야 한다고 생각하는 문제들에 대한 마스터 체크리스트를 준비해야 한다.

16 마지막으로, 멘티는 거절당한 신청서에 간단하게 표시함으로 해서 자신의 깐깐했던 심사의 흔적을 남기고(아마도 워드프로세서의 "Track Changes" 및 "New Comments" 기능을 이용하여), 그것을 만남을 갖기 *전에* 당신과 R&R 팀의 다른 구성원에게 보낸다. 이렇게 하는 것은 해당 토론에 초점을 맞추는 데 도움을 줄 뿐만 아니라, 멘티가 (R&R 팀이 그를 구제해주기를 그저 기대하기보다는) 신청서의 수정에서 주요한 역할을 하고 있음을 그들에게 보여준다.

D 만남을 기다리는 동안, 멘티는 그의 다른 학술활동(예: 자신의 책상에서 그 체계적인 검토의 완성, 마지막 연구에 대한 2차 분석의 마무리, 학업 포트폴리오에서 다른 요소들의 다양화 등)에도 시간과 에너지를 할애해야 한다.

단계 II. 멘티와 R&R 팀의 만남

1 멘티가 각 세션을 주재하도록 격려해야 한다.

2 멘티는 라운드 로빈(round-robin, 순차 순환) 방식으로 시작할 수 있으며, 따라서 모두가 자신의 안타까움에 대한 표현, 그들이 거부된 신청서가 가지는 가장 큰 문제라고 생각하는 것의 식별, 이들 문제를 해결하기 위한 수정 작업의 제안, 그들이 멘티의 신청서 재작성을 어떻게 도울지에 대한 공개적인 언급 등을 할 수 있다. 멘티는 마스터 체크리스트에 이러한 의견과 약속들을 추가하고 이를 R&R 팀원들에게 회람한다.

3 라운드 로빈 방식을 실시한 후, 멘티는 마스터 체크리스트에 남아있는 모든 항목을 토론 및 해결을 위해 제기할 수 있다.

4 가장 중요한 것은, 멘티는 신청서에 대한 비판을 다음의 네 그룹으로 분류하는 과정상의 합의를 추구할 수 있다는 것이다:

- 그룹 1: 수정해야 하는 주요 문제
- 그룹 2: 수정할 수 없는 주요 문제*
- 그룹 3: 수정할 수 없는 경미한 문제
- 그룹 4: 무시할 수 없는 경미한 문제

5 R&R 회의의 결론에 따라 멘티는 재제출을 준비하는 과정에서 각각의 문제에 대해 누가 무엇을 할지를 포함하면서, 마스터 체크리스트를 수정해야 한다.

단계 III. 신청서의 재작성

1 멘티는 신청서 재작성에 충분한 시간을 가져야 하며, R&R 팀 또한 그것에 대한 소화/이해에 넉넉한 시간을 할애한다. 멘티는 세상에서 좌절할 일은 별로 없다는 인식을 가져야 하며, R&R 팀이 그들의 초안에 대한 의견을 구하기 전에 그들의 궁금증을 해소시켜야 한다. R&R 팀 구성원들은 신중하게 생각하고 반응하기 위한 시간이 필요하며 그럴 가치 또한 있다.

2 멘티는 해당 기관에 대해 그들의 평가자는 바보 같고, 편협하다고 말하는 '스킬라(Scylla: 어리석음)**'를 피해야 한다.

---

* 이 문제가 두 개 이상인 경우, 멘티는 이 신청서를 동일 기관에 다시 제출하는 것을 재고하는 편이 낫다.

** [역주] 그리스 신화에 나오는 머리가 여섯, 발이 열둘인 어리석은 여자 괴물

3 멘티는 또한 해당 기관 및 그 평가자에게 그들의 탈락 통지서에 포함된 각각의 그리고 모든 비판 및 제안에 대해 반복적으로 감사의 뜻을 표하는 카리브디스(Charybdis)*가 되는 것을 피해야 한다. 그들의 비판이 더 강력한 프로토콜을 만드는 데 일조했다고 밝히는, 진실되고 포괄적인 감사의 언급 한 번이면 충분하다. 멘티는 자신을 (아첨자가 아닌) 건설적인 비판에 감사하고 반응하는 사려 깊은 연구자로 인식하며 드러낼 필요가 있다.

4 신청서의 재작성에서 멘티는 해당 기관의 비판을 완전히 해결해야 한다. 멘티는 수정 가능한 주요한(그룹 1) 및 경미한(그룹 3) 문제의 해결을 위해 무엇을 제안하는지와, 수정 불가능한 주요한 문제(그룹 2)를 해결할 수 없는 이유를 그들에게 말해야 한다(특히, 그들이 연구 예산의 대폭 증가를 필요로 하는 경우). 그룹 4에 대해 언급할 필요는 없다.

5 멘티는 정중한 태도로 평가자를 대하는 것이 온당함을 알아야 한다. 그들이 여러 문제들 중 하나를 위해 제시한 해결책이 당신의 멘티가 사용하기로 결정한 것에 비해 열등한 경우, 그들은 한 고양이의 가죽을 벗기는 데는 여러 가지 방법이 있다는 것을 인정하면서, 그들의 결정을 지지하는 모든 문헌(CONSORT[8] 포함)을 인용하여 그들이 사용하기로 결정한 방법을 정당화한다. 이 과정에서 멘티는 서로 다른 평가자들 간의 의견 불일치를 조용히 언급할 수도 있다.

6 해당 기관이 그들의 재제출 신청서에서 긴 커버 레터를 허용하는 경우, 멘티는 포괄적인 감사로 시작해야 하며 그룹 1~3에 대한 그들의 비판에 반응하는 것으로 이어간다.

---

* [역주] 그리스 신화에 나오는 시실리 섬 앞바다의 소용돌이를 의인화한 여자 괴물

7 멘티는 그들이 제출하는 두 번째 신청서에 대한 평가자의 두 번째 평가 과정이 좀 더 수월할 수 있도록, 워드 프로세스의 서체를 달리하거나 "Track Changes"를 이용하여 수정된 부분을 표시하는 것을 고려할 필요가 있다.

8 물론 멘티는 재제출 신청서 초안을 R&R 팀에 회람하여 추가적인 제안이나 의견을 얻어야 한다.

단계 IV. 신청서의 재제출

1 당신의 멘티, 당신 및 R&R 팀이 만족하는 경우, 또는 기관의 마감일 전에 제출한다.

일단 자금이 지원되고 연구가 진행되면, 멘티가 피할 수 없이 마주하게 될 방법론적, 논리적, 대인간의, (우리가 아니기를 희망하는) 금융상의 문제 등이 이후의 멘토십 미팅에서 주요한 의제가 된다. 해당 연구가 완료되면, 연구 결과를 작성, 발표 및 출판하는 것과 관련된 멘토십의 새로운 과제가 발생하며, 우리는 다음 장에서 그러한 것들에 대해 다룬다.

결론 및 시나리오 분석

당신의 멘티가 연구비 신청의 거절에 따른 실망과 분노를 극복하기 위해 며칠간을 요구했었지만, 확고한 지원 시스템을 가지고 있었으므로, 그는 곧 일상의 전투(도전)를 치를 준비가 된다. 그들의 연구가 너무 늦지도, 너무 빠르지도, 너무 재미없지도, 또는 너무 시간이 많이 걸리지도 않는다는 것을 믿는 그들(당신 포함)은 이 장에서 제시한 전략과 전술로 자신들을 무장하고 다시 일터로 나간다. 그들은 R&R 팀을 구성한 후, 해당 기관과 접촉하여 아직 재신청이 가능함을 확인하고, 평가자의 코멘트를 수집한다(이 자료들은, 비록 추가적인 통계 전문지식의 필요성을 언급하지만, 재신청을 권장하고 있다). 그들은 재신청서 초안을 작성하고(그들의 바쁜 R&R 팀의 편의를 위해 "Track Changes" 및 "Comment" 기능을 사용하여), 최초 신청서 제출 이후 그들이 수집한 유망한 파일럿 데이터를 인용하고, 통계분야의 공동-PI를 모집하며, 예산을 긴축하고, 중요성 및 수정 가능성에 대한 비판들을 분류하고, 이를 통해 만들어진 초안을 만남을 갖기 일주일 전 R&R 팀에게 발송한다. 만남은 순조롭게 진행되었고, 많은 부분에서 멘티가 회의를 주재하고 그 내용을 통제했기 때문에, 구성원들은 재신청 과정에 대한 그들의 기여 약속을 잘 완수한다. 두 초안에 대한 R&R 팀의 피드백을 받은 후, 필요한 모든 윤리적, 제도적 허가를 받은 수정된 신청서가 재신청 마감일까지 해당 기관에 접수된다.

이번에는 자금지원을 받게 된다.

참고문헌

1. Straus SE, McAlister FA, Sackett DL, Deeks JJ. The accuracy of patient history, wheezing, and laryngeal measurements in diagnosing obstructive airway disease. CARE-COAD1 Group. Clinical assessment of the reliability of the examinationchronic obstructive airways disease. JAMA 2000; 12: 1853–7.
2. Guyatt G, Sackett D, Taylor DW, *et al.* Determining optimal therapy–randomized trials in individual patients. N Engl J Med 1986; 314: 889–92.
3. National Institutes of Health Website. Grant writing tips sheets. Available at: http://grants.nih.gov/grants/grant_tips.htm. Accessed 25 October 2012.
4. Szatmari P, Sackett DL. Clinician-trialist rounds: 11. When your grant gets turned down – Part 1: Remorse, anger and reconciliation. Clinical Trials J 2012; 9: 447–9.
5. Szatmari P, Sackett DL. Clinician-trialist rounds: 12. When your grant gets turned down – Part 2: Resurrection. Clinical Trials J 2012; 9: 660.
6. SackettDL. The tactics of performing therapeutic trials. In:Haynes RB, SackettDL, Guyatt GH, Tugwell P. *Clinical Epidemiology*, 3rd edn. Philadelphia: Lippincott Williams &Wilkins, 2006; pp 72–3.
7. Thorpe KE, Zwarenstein M, Oxman AO, *et al.* Apragmatic-explanatory continuum indicator summary (PRECIS): a tool to help trial designers. J Clin Epid 2009; 62: 464–75.
8. The Consort Statement. Available at: http://www.consort-statement.org/consort-statement/overview0/. Accessed 6 June 2012.

제 4.4 장 효과적인 멘토링 전략 및 전술 4

지식 유포를 위한 멘토링*

시나리오

당신은 세 명의 멘티(임상의 교육자, clinicion-educator), 생물통계학자 및 임상의 과학자(clinicion-scientist)와 만남을 가지고 있으며, 이 만남에서 그들이 제시하는 의제를 방금 받았다. 각각은 "높은 우선순위" 순으로 나열되어 있으며, 이는 다음 달 만남에서 그들이 하도록 되어 있는 대화와 관련된 도움 요청으로 다음 단어들을 포함한다: "너무 많은 슬라이드?", "너무 긴?" 및 "적대적인 질문으로 도움" 임상의 교육자는 학부 의대생들의 새 교육 프로그램에 대한 자신의 평가 결과를 제시한다; 의학통계학자는 다변량 분석에 대한 통계적 접근방식의 평가를 제시한다; 그리고 임상의 과학자는 실용적 무작위 시험의 예비 결과를 제시한다. "중간 정도 우선순위" 제목 아래의 항목들 중 하나는 이전에 그들이 당신에게 이메일로 보낸 원고들 중 하나를 강조하고 있으며, 그것은 저널의 첫 선택에서 거절되었던 것으로 다음과 같은 주석을 포함하고 있다: "지금 나는 무엇을 해야 하는가?" 당신은 이러한 요청에 대한 응답 방법과 관련한 당신의 생각을 정리하고 있다.

---

* 이 장에서는 지식의 유포에 초점을 맞추며, 지식의 구현 등에 대한 정보는 다음과 같은 소스들을 참조하길 바란다. Straus SE, Tetroe J, Graham ID (eds) *Knowledge Translation in Health Care,* 2nd edn. Wiley Blackwell, 2013.

새로이 생성된 지식은 그 자체로 가치가 있지만, 그것이 유포되기 전에는 대상이나 창조자 그 누구에게도 혜택을 주지 않는다. 이 장에서는 멘티가 말과 글을 통해 이와 같은 지식의 보급을 수행하는 것을 돕는 멘토의 역할을 다룬다. 본 저자는 시청각 프레젠테이션을 준비하는 방법, 학술지 논문을 작성하여 제출하는 방법 및 거절된 학술지 논문을 수정하는 방법은 학문적 성공을 위한 기본적인 조건이기 때문에 멘티의 대학원 교육 과정에 포함되어야 한다고 생각하며, 그렇지 않을 경우 그들이 박사 후 연구원이나 교수로서 처음으로 연구 결과의 발표 및 출판을 준비하면서 허둥대게 된다고 믿는다.

또한 이 장에서는 모든 학술적 발표 시 저자 순서는 연구비 신청서를 제출하기 전에 서면으로 정해야 한다는 것을 다시 강조한다.

시청각 프레젠테이션

연구 프로젝트를 시작한 후 연구의 결과가 도출되기 시작할 때, 멘티는 전자 슬라이드를 이용하여 해당 프로토콜 및 연구 결과의 발표를 시작한다. 이들 발표는 멘티의 명성(과학자 및 발표자로서의 명성)을 높이거나 때로는 그것을 깰 수도 있는 "공연(performances)"이기 때문에, 유능한 멘토들은 그것을 위해 과학과 "공연업(쇼비즈, show-biz)"을 최적으로 통합한다.

멘티가 그렇게 할 수 있도록 멘토는 다음의 세 단계를 통해 멘티를 가이드할 수 있다:

1 멘티는 텍스트 및 슬라이드 초안을 준비하여 미리 자신의 멘토에게 발송하고, 멘토십 회의에서 이를 발표한다.

2 이 세션의 목적은 멘티가 앞으로 자신의 연구 결과를 발표하면서 직면하게 될 가장 엄격한 도전을 경험하게 하는 것이지만, 그것은 비밀이 유지되는 안전한 환경에서 이루어진다. 멘토는 솔직한 피드백을 제공하게 되며, 그는 이 일대일의 보호되고 지지하는 분위기에서 매우 중요한 역할을 한다. 과학 부분에 대한 비판은 연구의 문제, 방법, 결과, 토론, 유효성 위협, 시사점, 향후 계획 등에 대한 발표에서의 명확성을 포함한다. "쇼비즈" 부분에 대한 비판은 복장, 신체적 표현, 음성, 속도, 명확한 발음, 단어 선택, 발표 순서, 음성과 슬라이드의 조화, 멋진 슬라이드를 위한 슬라이드 색상/글꼴 크기/조밀도 등을 포함한다. 이 피드백 토론 후, 유능한 멘토는 멘티가 발표 후 직면할 수 있는 가장 어려운 문제 및 비판들을 제기한다.

3 그에 따라 멘티는 프레젠테이션을 수정하고, (멘토와 멘티 모두가 만족할 때) 다시 발표하게 되는데, 이번에는 초대된 동료 및 전문가 교수진 앞에서 실시하게 된다(이 두 그룹의 구성원은 모두 멘티의 성공을 지지하는 사람들이다). 다시, 과학 및 쇼비즈 부분에 대한 피드백이 제공되고, 예상 가능한 질문과 비판이 제기되며, 이에 대한 가장 효과적인 대응이 확인된다. 다시 말하지만, 여기서 목표로 하는 것은 멘티가 (낯선 사람과 경쟁자들이 아닌 동료와 지지자들을 대상으로 하는) 홈그라운드에서 가장 어려운 도전에 직면해볼 수 있도록 하는 것이다.

4 정식 발표를 마친 후, 멘토와 멘티가 청중이 제기한 흥미로운 질문뿐만 아니라 발표 그 자체를 검토하기 위한 디브리프(debrief; 임무완수 보고)하는 것은 유용하다. 프레젠테이션을 비디오 또는 웹 캐스트로 녹화하는 경우, 그것을 이용하여 멘티의 목소리, 제스처, 자세, 질문에 대한 응답 등의 효과적/비효과적 측면들을 검토하여, 다음 발표를 위해 개선할 수 있다. 또한 멘티는 동료 2~3명을 청중석에 있도록 하여 발표

후 그들로부터 피드백을 제공받을 수 있다.

출판물

동료 심사(peer review) 저널에 출판하기 위해 저술 작업을 하는 멘티는 [사전에 자신의 멘토에게 보내는 원고 및 블라인드 심사(blind review)를 통해] 하나의 원고가 동료 심사위원을 통과하는 것이 얼마나 힘든 일인지 이미 알고 있을 것이다. 다른 저자의 결론에 대한 발표, 토론 및 옹호 과정에서의 치명적인 결함을 인식하는 법을 배움으로써, 그들은 자신의 연구 결과에 대한 발표, 토론, 방어에서 유리한 출발을 하게 된다. 또한 그들은 이미 그들이 출판하기를 바라는 대상 저널의 제약 조건(길이와 스타일) 및 요건(인용 및 사용 권한 등)에 대해 배웠을 것이다.

이 같은 예지로 무장한 그들은 이제 저술 작업에 착수한다. 이 책의 저자는 "타고난 저술가"를 만나본 적이 없으며, 저술 작업은 쉬운 일이라고 공언하는 유능하고 성공한 저술가를 만나본 적이 없다(대부분은 그저 재미와 만족을 느끼고 있었다). 4.1장에서 시간 관리에 대해 설명한 바와 같이, 우리가 알고 있는 성공적인 저술가는 저술 시간을 비워두고, 엄격하게 통제하며, 철저하게 보호한다.

유능한 멘토는 여러 가지 방법으로 신진 저술가를 육성하고 안내한다. 우리는 이미 멘토가 받은 원고, 블라인드 심사에 대한 토론의 사전 경험 및 보장된 저술 시간에 대한 격려 및 모니터링의 사전 경험 등을 제공하는 것의 중요성에 대해 언급했다. 인기 있는 교재[1] 또는 "방법"에 대한 도서[2]를 출판한 멘토는 신진 저술가들에게 그것들을 추천할 수 있다.

여기에 더하여, 우리는 사전에 제출되어 튜토리얼 세션에서 논의되는 알기 쉬운 단어들에 대한 상호 합의된 할당량 설정을 추천한다. 멘티의 사전 경험과 모국어에 따라, 이 할당량은 매주 300단어 작성 후 제출에서 3000단어의 초안까지 다양할 수 있다. 시청각 발표에서와 마찬가지로, 여기서 목표로 하는 것은 비밀 유지 및 지지의 환경에서 엄격하고, 솔직한 비판 제공을 통해, 최종 제출되는 원고는 거절당할 어떠한 결함도 없게 하는 것이다.

원고가 이 보호된 과정에서 성공적으로 만들어지면, 그것은 (멘토가 주의깊게 선정하는) 콘텐츠 전문가의 보다 광범위한 비공식적 검토를 받을 준비가 된 것이다. 이 전문가는, 항상 그 내용의 소유권과 비밀을 존중하면서, 엄격하지만 격려하는 방식으로 추가적인 비판 및 제안을 할 것이다. 논문은 조만간 저널에 제출할 준비를 하게 된다.

우리는 논문이 적시에 완료되도록 하기 위해 위 과정의 각 단계에 대한 기한을 멘티와 함께 설정할 것을 추천한다. 시간 일정 준수를 힘들게 하는 것에는 상술한 검토자 및 공동저자의 피드백을 기다리는 것이 포함된다. 따라서 멘티가 자신의 검토자 및 공동저자에게 리뷰 및 편집을 위한 합리적인 타임라인(예: 2주; 그러나 24시간은 너무 급함!)을 알리는 이메일을 보내는 것은 유용할 것이다. 기한 며칠 전에는 친절한 알리미 메일을 발송할 수 있고, 응답이 없는 경우 다음 내용을 포함하는 후속 메일을 발송할 수 있다: “원고는 다음 주 중에 제출될 것입니다. 당신에게서 별다른 반응이 없는 경우, 당신이 현재 초안을 괜찮게 여기는 것으로 생각할 것입니다.”

별도의 기한이 없는 경우(예: 홍보), 멘티는 제출 저널의 선택에서 목표를 높게 잡을 수 있으며, 종종 그들 자신과 독자들에 의해 원고 작성 방법이 결정될 것이다. 우리는 일반적으로 멘티(및 그의 추종자)가 자신들의 논문이 인쇄된 것을 보았을 때 가장 기뻐할 수 있는 상위 몇몇 저널을 분류할 것을 요구하며, 그들의 논문 주제와 같은 주제의 논문은 출판하지 않는 출판사 및 그들의 대상 독자에게는 미치지 못하는 출판사는 배제한 후,* 진행할 것을 권장한다(다음의 신조에 따라: '전혀 제출해보지 않은 것보다는 *뉴잉글랜드 의학저널***에 제출 후 거절당해 보는 것이 더 낫다'). 이 책이 준비되고 있을 즈음의 전자 저널의 기하급수적인 성장은 유효한 메시지가 있는 그 어떤 과학 논문도 결국에는 발행될 수 있게 사실상 보장하고 있다. 마지막으로, 많은 수여 기관들이 오픈 액세스 저널에서 연구물들을 사용할 수 있게 보장하는 정책을 채택했으며, 그것은 이와 같은 선택에서 고려되어야 한다.

연구비 신청과 마찬가지로, 상위 과학저널에 (최초) 제출되는 원고의 일반적인 결과는 게재불가이다. 유능한 멘토는 이 게재불가에 대비하도록 자신의 멘티를 준비시키고 그것에 대응하는 방법을 안내한다. 이 과정은 이 연구를 위한 최초의 교부금 신청서 제출 당시의 그것과 밀접한 유사성이 있다. 멘토는 멘티가 먼저 그의 원고를 재사용할지 여부를 결정하도록 격려하면서 이 과정을 시작할 수 있다.

물론, 게재불가 통지서에 평가자가 생각했던 것이 포함된 경우, 그 원고의 출판 가능성은 더 높다. 그러나 바로 지금이 멘티가 진정으로 자신의 생각을 전환할 수 있는 좋은 기회일까? 그 원고를 포기하는 근거는 다음의 세 가지이다:

1 그들이 보고하는 연구는 *너무* 늦은 연구인가? 그들의 거절이 이미 다른 사람들이 당신 멘티를 누르고 그 질문들에 답했음을 보여주는 설득력 있는 증거가 되었는가?

---

* 논문의 내용과 결론이 자금을 가진 제한된 독자층을 대상으로 하는 경우, 접근에 비용을 부과하는 욕심 많은 저널은 배제하는 것이 좋다.

** [역주] NEJM이라고도 불리는 전 세계 의학계에서 가장 권위 있는 학술지

2 그들이 제안한 연구가 *너무 이른* 연구인가?

3 그들의 원고는 간단하게 해결할 수 없는 *치명적인 결함*으로 인해 처참한 평가를 받았는가?

4 이 원고를 수정하는 데는 *그들의 시간이 너무 많이* 소요되는가? 이 모체 프로젝트는 (그 사이에) 과학적인 가치 및 당신 멘티의 관심을 잃었는가? 또한 그들이 훨씬 더 가치 있고 중요하며, 보다 흥미로운 다른 연구 결과에 관심을 가지게 되었는가?

그들이 제출한 원고가 너무 늦지도, 너무 빠르지도, 흥미가 없지도, 수정에 너무 많은 시간이 걸리지도 않는 경우, 멘토는 그의 멘티가 거절의 고통을 그 제안서를 수정하여 다시 제출하는 긍정적인 노력으로 전환할 수 있도록 도와야 한다. 다음 섹션에서는 실패한 연구비 제안서를 수정하여 다시 제출하는 것과의 유사점을 요약한다[3].

수정 및 재제출의 과정은 다음의 네 단계로 이루어진다. 이 과정에서, 멘티는 많은 숙련된 연구자 및 저술가들도 논문 출판을 두 단계(첫 단계는 최초 원고의 거절)의 과정으로 여긴다는 사실에 위안을 받도록 격려될 수 있다.

단계 I. 멘티가 그들을 도울 동료와 만나기 전에 갖는 단계들

A 멘티는 멘토 그리고 수정작업 및 재제출 팀("R&R 팀")에 참여하기를 원하는 다른 사람들에게 신경을 쓰면서, 그들과의 회의를 긴급하게 계획한다.* 한편 멘티는 다음과 같은 숙제를 해야 한다:

* 물론 이것은 최초 원고를 준비하던 당신의 멘티와 만나서 공동으로 작업했던 그룹과의 *재회*를 의미한다.

B 멘티는 저널에서 가능한 한 많은 피드백을 수집해야 하며, 이로써 그들은 경험과 자신감을 얻을 수 있다. 멘티는 절대적으로 필요한 경우에만 자신의 멘토에게 도움을 요청한다.

1 이번의 거절(게재불가)이 이 원고에 대한 두 번째 이상의 거절인가? 이번이 같은 저널에 의한 두 번째 거절인 경우, 아마도 다음에는 그들의 선호 목록에 있는 다음 저널을 이용하는 것이 좋을 것이다.

2 그들의 원고가 동료 심사 과정까지 가지 못하고 초기 검토 단계에서 거부된 경우, 멘티는 왜 이 단계의 검토에 대한 자세한 내용을 일반적으로 사용할 수 없는지에 대해 파악하는 시도를 할 수 있다. 한편 몇몇 저널에서는 거부된 저자에게 재심 청구를 허용하고 있으며, 그것이 가능한지 여부를 물어서 손해 볼 것은 없다.

3 대부분의 저널은 현재 검토자의 이름을 공개하는 "열림" 검토를 실시하고 있다. 이것은 멘티가 그들의 전문분야 및 결정이 적절한지를 판단할 수 있게 한다.

4 대부분의 게재불가 통지서들은 평가자들이 저자가 다른 저널로 가기를 바라는지 아니면 일부 수정하여 다시 제출하기를 바라는지에 대한 정보를 포함한다. 후자의 경우 그들은 일반적으로 출판을 다시 고려하기 전에 수정되어야 할 단점 및 비판에 대한 상세한 내용을 제공한다. 이러한 비판에 적절히 대응하는 것은 모든 재제출의 핵심 요소이다.

5 멘티는 재제출 형식, 재제출 허용 기간, 논문의 부분을 부록으로 다시 제출해야 하는지 여부, 재제출 시 동봉하는 레터에는 최초 원고에 대한 비평을 어떻게 언급해야 하는지 등에 대한 저널의 규정을 찾아볼 수 있다.

6 멘티는 이 최초 단계를 통해 배운 모든 것을 R&R 팀에 전달해야 한다.

C. 멘티는 그들이 지금까지 배운 내용을 이 거절된 원고에 대한 "세심한" 리뷰 과정에 반영한다:

1 그들은—수없이 반복하여—원고의 근간을 이루는 주제가 가장 명확하게, 그리고 가장 창의적이고 흥미진진한 방식으로 구성되었는지에 대해 자신들에게 (그리고 제3자에게) 질문해야 한다.

2 그들은 자신들의 연구 및 그 결과에 대한 실로 설득력 있는 원고를 만들고 있는지를 평가해야 한다. 이것은 일반적으로 문헌 검색 자료의 업데이팅, 그들이 설명하고 있는 문제의 중요성에 대한 보다 설득력 있는 최근의 증거를 찾는 작업, 그들의 논문에 대한 생물학-임상-교육-치료의 이론적 근거, 그들의 연구 결과로 얻게 될 사회적 이익 등에 대한 평가를 요한다.

3 그들 논문은 최초 실패한 논문을 제출할 당시보다 더 타당성 있고 중요하게 되었는가? 그 이후로 출판된 다른 논문이 그들 논문의 관련성 및 중요성을 제기하고 있는가? 당신 멘티가 다시 제출하는 제안서에 이러한 것들이 포함되는 경우, 그것은 그가 자신의 연구 분야에 대한 적극적인 추적을 현재까지 지속하고 있음을 입증한다.

4 멘티는 그가 공동저자 팀을 바르게 구성했는지에 대해 자신에게 질문해야 한다. 예를 들어, 그들이 복잡한 통계분석을 수행했지만 통계학자를 공동저자로 포함하지 않은 경우, 멘티는 지금 그들과의 협력을 추구하면서 추가적인 통계분석이 논문을 강화할지를 판단해야 한다.

원고의 품질과 신뢰도를 향상시킬 다른 콘텐츠 및 방법론 전문가가 있는가(특히, 가장 중요한 평가자의 전문분야가 실패한 원고의 저자에게 거의 알려지지 않은 경우)?

5 원고의 신뢰도가 후속 추적에 협조하지 않는 참가자로 인해 취약해지는가? 그렇다면, 그들은 후속 추적에서 빠지는 참가자의 결과와 그들의 분석을 업데이트하는 일상적인 관리 데이터베이스를 검색해야 하는가?

6 그 과정에서, 멘티는 그들이 거절 편지 또는 저널과의 접촉을 통해 배웠던 다른 모든 비판들을 확실히 해결해야 한다.

7 일부 연구센터는 저자가 자신의 메시지를 "명확히" 하는 데 도움을 주기 위해 편집자들을 고용한다. 데이브 새킷은 그들이 저자의 저술 작업을 망친다고 생각하고 그들을 피한다. 그러나 멘티들은 그들이 자신의 원고에 기여할 수 있는 것들을 알고자 할 수 있다.

8 전술한 모든 것을 바탕으로 멘티는 그들이 원고의 수정에서 해결되어야 한다고 생각하는 문제들에 대한 마스터 체크리스트를 준비해야 한다.

9 마지막으로, 멘티는 거절당한 원고에 간단하게 표시함으로 해서 자신의 깐깐했던 검토의 흔적을 남기고(아마도 워드 프로세서의 "Track Changes" 및 "New Comment" 기능을 이용하여), 그것을 만남을 갖기 전에 R&R 팀의 구성원들에게 보낸다. 이렇게 하는 것은 해당 토론에 초점을 맞추는 데 도움을 줄 뿐만 아니라, 멘티가 (R&R 팀이 그를 구제해주기를 그저 기대하기보다는) 원고의 수정에서 주요한 역할을 하고 있음을 그들에게 보여준다.

D 만남을 기다리는 동안, 멘티는 그의 다른 학술활동(예를 들어, 자신의 책상에서 그 체계적인 검토의 완성, 마지막 연구에 대한 2차 분석의 마무리 및 학업 포트폴리오에서 다른 요소들의 다양화)에도 시간과 에너지를 할애해야 한다.

단계 II. 멘티와 R&R 팀의 만남

1 멘티가 각 세션을 주재하도록 격려해야 한다.

2 멘티는 순차 순환(round-robin) 방식으로 시작할 수 있으며, 따라서 공동저자 및 다른 R&R 팀 구성원들은 안타까움에 대한 표현, 그들이 거부된 원고가 가지는 가장 큰 문제라고 생각하는 것의 식별, 이들 문제를 해결하기 위한 수정 작업의 제안, 그들이 멘티의 신청서 재작성을 어떻게 도울지에 대한 공개적인 언급 등을 할 수 있다.
멘티는 마스터 체크리스트에 이러한 의견과 약속들을 추가하고 이를 R&R 팀원들에게 회람한다.

3 순차 순환 방식을 실시한 후, 멘티는 마스터 체크리스트에 남아있는 모든 항목을 토론 및 해결을 위해 제기할 수 있다.

4 가장 중요한 것은, 멘티는 원고에 대한 비판을 다음의 네 그룹으로 분류하는 과정의 합의를 추구할 수 있다는 것이다:

- 그룹 1: 수정해야 하는 주요 문제
- 그룹 2: 수정할 수 없는 주요 문제
- 그룹 3: 수정할 수 없는 경미한 문제
- 그룹 4: 무시할 수 없는 경미한 문제

5 R&R 회의의 결론에 따라, 멘티는 원고 수정을 준비하는 과정에서 각각의 문제에 대해 누가 무엇을 할지를 포함하는, 마스터 체크리

스트의 수정 작업을 해야 한다. 그러나 원고에 대한 적절한 수정을 보장하는 것이 궁극적으로는 멘티의 책임이며, 그들은 이 과정에서 "주인의식"을 가져야 한다.

단계 III. 논문의 재작성

1 멘티는 논문 재작성에 충분한 시간을 가져야 하며, R&R 팀 또한 그것에 대한 소화/이해에 넉넉한 시간을 할애한다. 멘티는 세상에서 좌절할 일은 별로 없다는 인식을 가져야 하며, R&R 팀이 그들의 초안에 대한 의견을 구하기 전에 그들의 궁금증을 해소시켜야 한다. R&R 팀 구성원들은 신중하게 생각하고 반응하기 위한 시간이 필요하며 그럴 가치 또한 있다.

2 멘티는 해당 저널에 대해 그들의 평가자는 바보 같고, 편협하다고 말하는 '스킬라'(어리석음)를 피해야 한다.

3 멘티는 또한 해당 저널 및 그 평가자에게 그들의 탈락 통지서에 포함된 각각의 그리고 모든 비판 및 제안에 대해 반복적으로 감사의 뜻을 표하는 카리디브스가 되는 것을 피해야 한다. 그들의 비판이 더 강력한 원고를 만드는 데 일조했다고 밝히는, 진실되고 포괄적인 감사의 언급 한 번이면 충분하다.

4 원고의 재작성에서 멘티는 해당 학술지의 비판을 완전히 해결해야 한다. 더욱이, 해당 저널이 재제출에서 커버 레터를 허용하는 경우, 멘티는 포괄적인 감사와 함께 그것을 시작해야 하며 그룹 1~3에 대한 그들의 비판에 반응하는 것으로서 이어간다. 멘티는 수정 가능한 주요한(그룹 1) 및 경미한(그룹 3) 문제의 해결 방법과 수정 불가능한 주요한 문제(그룹 2)를 해결할 수 없는 이유를 그들에게 말해야

한다. 그룹 4에 대해 언급할 필요는 없다.

5 물론 멘티는 원고 초안을 R&R 팀에 회람하여 추가적인 제안이나 의견을 받아야 한다.

단계 IV. 재제출

멘토는 전술한 내용들을 모니터링하여, 원고의 재제출이 상기 단계가 허용하는 한 신속하게 진행되게 해야 하는데, 이는 동일한 주제를 다루는 다른 논문에 의한 "표절"을 방지하고 주 저자의 성실함과 공동의 노력을 저널에 상기시키기 위함이기도 하다. 우리의 영웅 중 한 명인 Tom Chalmers는 이전에 실패한 원고를 새 저널에 제출할 때 그의 이전의 실패를 보고하곤 했다. 샤론 스트라우스는 이 같은 전술을 이전 학술지의 검토로까지 확장함으로써 성공에 이르렀다.

학술대회에 제출된 초록에 대한 조언

학술대회를 위한 초록은 동일한 주제를 다룬 이후의 최종 원고에 대한 "요약본"의 초기 초안으로 유용하게 간주될 수 있다. 멘티가 이것을 준비하는 것을 돕는 멘토는 학술대회에 초록을 제출하는 것은 논문을 저널에 제출하는 것과 6가지의 중요한 방법 측면에서 차이가 있으며, 그것은 양날의 칼이 될 수도 있음을 지적해야 한다:

1 및 2 그 방법의 첫 번째 쌍은 역설을 설명한다: 한편, 초록은 접수 과정에서 한 번의 기회를 얻고, 수정 및 다시 제출될 수는 없다. 한편, 회의 초록의 출판 관련 장애물이 저널 기사의 출판 관련 그것보다 일반

적으로 훨씬 낮게 설정되며, 따라서 회의 "Proceedings"에 제출된 초록에 대한 출판 기회는 "높음"에서 "보장됨"의 범위에 이른다.

3 일부 회의에서 초록은 멋진 구두 발표를 위해 경쟁하며, 그러한 경우 그것들은 (사내 반복 사이클을 통해 진행되는 제출, 비판 및 개정의) 그 준비 과정에서 상당히 많은 관심을 받을 가치가 있다.

4 수락된 초록은 멘티의 이력서에 추가할 수 있으며, 이는 유망한 학술 활동을 나타낸다. 많은 초록이 많은 유망 활동을 제시한다.

5 그러나 초록은 이력서에서 관련된 출판물에 비해 훨씬, 훨씬 적은 비중(중요성)을 가진다.

6 또한 초록은 단지 학문적 성공 전망을 나타내며 학문적 성취를 나타내지는 않는다. 후자는 최고 저널에 실린 관련 출판물에서 발견된다. 따라서, 향후 2~3년 내에 관련 출판물로 나오는 것에 반복적으로 실패하는 경우, 초록이라는 칼의 두 번째 날은 이력서(및 그 소유자의 학문적 경력)에 치명적인 피해를 입힐 수 있다.

7 일단 한 연구분야가 설정되면, 대부분의 학자는 자신의 귀중한 집필 시간과 에너지를 초록에서 공식적인 원고로 전환한다(단, 그들이 어떤 "중요한" 아이디어나 결과를 얻어서, 그것들을 빠르게 배포하길 원할 경우를 제외하고).

지식 배포를 위한 세 번째 전략은 트위터와 페이스북과 같은 소셜 미디어를 이용하는 것이며, 연구자 및 연구 그룹들은 자신들의 연구 결과를 배포하기 위해* 그리고 다른 연구자들과 상호작용하기 위해 점점 더 이러한 전략을 사용하기 시작했다. 이 주제에 대한 많은 문헌이 있

* 그들은 소셜 미디어를 이용하여 연구 결과를 보고하는 것이 그들이 출판을 목표로 하는 저널에서의 출판을 위태롭게 할지 여부를 결정해야 한다.

지만 대부분이 서술적인 것이며, 이 배포 전략의 효과에 대한 무작위 시험은 존재하지 않는다.* 물론 이러한 도구들은 멘티들이 직접 만나지 않고도 전 세계 동료들과의 관계를 발전시킬 수 있게 하며, 따라서 그들 자신의 전문가적 네트워크를 개발하는 데 도움이 될 수 있다. 그러나 이러한 도구는 이메일과 같이 중독성이 있을 수 있고, 다른 활동에서 더 잘 사용할 수 있는 시간과 에너지를 쉽게 소비하게 한다. 따라서 시간 관리의 다른 측면에서와 같이, 멘토는 멘티가 생산적인 균형을 유지할 수 있도록 도와야 한다.

교육(Teaching)

알버트 아인슈타인의 명언("모든 물리 이론 및 그 수학적 표현은 아이도 이해할 수 있을 정도로 그 설명이 간단해야 한다."[4])에 동의하는 Ernest Rutherford("당신이 바텐더에게 설명할 수 없는 이론은 아마도 좋은 이론이 아닐 것이다."[5]) 및 Kurt Vonnegut Jr's Felix Hoenikker("Hoenikker 박사는 그가 하고 있는 것을 여덟 살 아이에게 설명할 수 없는 과학자는 허풍쟁이라고 말하곤 했다."[6])는 최고의 스승은 다른 사람보다 많이 *알고 있는* 사람이 *아니라*, *알고 있는* 것을 다른 사람에게 *설명*할 수 있는 사람이라고 주장한다. 우리는 친절하게도 여러 가지 우수한 리소스를 우리에게 소개한 "진짜" 교육론자에 의해 생성된 현재의 문헌들에 근거해 이 입장에 대한 지지를 주장한다[7, 8, 9, 10, 11].

따라서 효과적인 교육은 지식보다 기술의 산물이며[후자(학문적 성취)가 시대적 추세인 한], 유능한 멘토는 그들의 멘티가 숙련된 교육자

* Lisa Hartling(앨버타대학)은 행동 변화에 대한 소셜 미디어의 영향에 대한 지식의 통합을 선도하고 있으며, 그 결과 자료는 2013년부터 사용할 수 있을 것이다.

를 관찰할 수 있고, 교육 방법을 습득할 수 있으며, 자신이 적용한 그러한 교수법이 관찰될 수 있는 상황으로 자신의 멘티를 유도한다.

1단계는 멘티를 관련 환경에서 역할모델 교수를 관찰["모방(shadow)"]할 수 있는 위치에 두는 것이다. 의대 임상 교수의 경우 이것은 일반적으로 두 위치를 포함한다: 그 하나는 멘티가 우수한 입원 또는 외래환자 임상 교수가 되기를 갈망하는 임상 환경이며, 다른 하나는 멘티가 콘텐츠나 방법론의 훌륭한 교수가 되기를 갈망하는 클래스 또는 세미나 룸이다.

멘티의 목적은 역할모델에 의한 효과적인 교육 및 평가 방법의 식별과 그에 대한 토론인데, 이것은 종종 그들의 멘토에 의해 가장 효과적으로 제공된다.

자신의 멘토가 그렇지 않을 경우, 모방(shadow)을 위해 적절한 역할모델을 선택하는 것이 중요하다. 우리는 연공 서열에 관계없이, 개별 학습자에게 문제에 대해 점점 수위를 높여가며 적극적으로 질문하는 교수["하찮은(pimping)"으로 불리는 전략[12]]보다는 무섭게 하지 않는 스타일과 문제 해결 전술의 사용으로 (환자의 처지나 콘텐츠 및 방법의 문제를 통한) 학습자의 추론을 돕는 교수를 추천한다.

2단계에서는 자신의 역할모델 교수들과 합의하여, 멘티는 그들과 역할을 변경하고, 교육 이벤트의 일부를 이끈다. 이를 실시한 후에는 무엇이 제대로 작동했고, 작동하지 않았는지에 대한, 그리고 어떻게 하면 멘티가 역할을 더 효과적으로 수행할 수 있을지에 대한 개인적인 토론이 이루어진다. 관련 세션에 대한 비디오 녹화는 토론 및 교정을 위한 풍부한 관찰 자료를 제공한다. 이 단계는 모든 관련 학습 상황을 경험하고 평가했는지에 대해 모두가 만족할 때까지 계속된다.

일단 멘티가 독립적인 교수가 되면, 그들은 상호 동의하에 세션을 맡고, 멘토가 세션에 참석한 후 자신의 교육 전략 및 전술을 바탕으로 한 피드백을 제공한다. 일부 대학은 멘티가 자신의 교육 방법을 수정하는 데 도움을 줄 수 있는 공식적인 교육상담 서비스를 설립했다.*

전술한 모든 프로세스의 가치 있는 2차적 결과는—멘티 자신이 멘토가 될 수 있게 하는—멘티의 멘토링 기술 개발이다. 일단 멘티가 독립적인 교수가 되면, 상호 동의하에 멘토는 그들의 교육 세션에 참석할 수 있으며, 참석 후에는 교육 전략과 전술에 대한 의사 교환이 이루어진다.

결론 및 시나리오 분석

당신은 멘티 슬라이드의 초안을 검토한다. 그것들 각각은 하나의 슬라이드에 너무 많은 정보를 포함하고 있기 때문에, 첫 번째 행 이후부터는 판독할 수 없다(예를 들어, 임상 교수의 경우 한 슬라이드에 시험 설계의 전체 내용을 포함하고 있다). 또한 당신은 다음을 발견했다:

- 임상의교수는 슬라이드데크에 너무 많은 애니메이션을 넣었는데, 이는 그들의 우수한 학술 성과를 흐리게 한다.
- 생물통계학자는 너무 많은 공식을 포함하고 있는데, 이는 그녀가 주 대상으로 할 임상의 관객들의 이해를 어렵게 할 수 있다.
- 임상 교수는 너무 많은 그림을 삽입했는데, 이는 전달하고자 하는 메시지의 초점을 흐리게 하고, 설명이 길어지게 할 수

* 예를 들어, 스탠포드대학의 '교육 및 학습 센터'. http://ctl.stanford.edu/about/mission.html 참조. 2013년 1월 8일 액세스.

있다.

당신은 그들의 슬라이드를 검토하기 위해 각각의 멘티와 만난다. 그들 각각은 당신의 조언에 안도한다. 당신이 생각한 것을 반영하는 것(힘겨운 방식)은 그들이 직면하게 될 가장 어려운 문제이며, 그들은 당신의 조언을 들은 후 돌아가서 수정 및 재무장을 하게 된다. 그들은 수정 및 많이 개선된 슬라이드 세트를 이메일로 보내고, "친숙한" 동료 멘티와 교수 관객을 대상으로 자신의 설명을 발표/연습한다. 그들로부터 받은 추가 제안 및 문제를 수정한 후, 멘티는 연구 프로젝트의 출판을 위한 공식 프레젠테이션 참석 후 돌아온다.

슬프게도, 최종 원고는 멘티가 선택한 학술지로부터 거절당했지만, 이 장에서 설명된 전략들을 적용하여, 그리고 그 평가자들 중 한 명의 격려에 힘입어, 그들이 수정한 원고는 결국 출판에 성공한다.

이 과정에서, 각 멘티는 당신을 모방했으며(임상 및 교실에서), 자신을 점차 효과적이고 대중 교육적인 스타일로 발전시켰다.

참고문헌

1. For example, Strunk W Jr., White EB, Angell R. *The Elements of Style*, 4th edn. Boston: Allyn & Bacon, 2000.
2. For example, Silva PJ. *How to Write a Lot: A Practical Guide of Productive Academic Writing*. Washington: American Psychological Association, 2007.
3. Szatmari P, SackettDL. Clinician-trialist rounds: 12. When your grant gets turned down – Part 2: Resurrection. Clin Trials J 2013 (in press).
4. DeBroglie L. *New Perspectives in Physics*. New York: Basic Books, Inc; p. 184.
5. Collins FS. *The Language of God: A Scientist Presents Evidence for Belief.* New York: Free Press – Simon and Schuster, 2006; p. 60.
6. Vonnegut K Jr. *Cat's Cradle*. New York: Dell Publishing Co, Inc; 1963, p. 32.
7. Davis BG. *Tools for Teaching*. 2nd end. San Francisco: John Wiley & Sons, 2009.

8. Ambrose SA, Bridges MW, DiPietro M, Lovett MC, Norman MK. *How Learning Works: Seven Research-based Principles for Smart Teaching*. San Francisco: John Wiley & Sons, 2010.
9. Dornan T, Mann KV, Scherpbier AJJA, Spencer JA (eds). *Medical Education: Theory and Practice*. Edinburgh: Churchill Livingstone, 2011.
10. SwanwickT(ed). *Understanding Medical Education: Evidence*, Theory and Practice. Oxford:Wiley-Blackwell, 2010.
11. Skeff K. Analyzing the complex task of teaching. Available at: http://www.stanford.edu/dept/CTL/AWT/Skeff_99.html. Accessed Feb 2013.
12. Detsky AS. The art of pimping. JAMA. 2009; 301: 1379–81.

제 4.5 장 효과적인 멘토링 전략 및 전술 5

승진, 보호 및 직업의 장래를 위한 멘토링

앞의 네 장에서 제시한 도전과 마주하여 극복하는 멘티의 승리는 그들의 학문적 "성공"(승진, 임기 등)과 삶의 질(일과 삶의 균형, 만족, 행복 등)을 결정할 것이다. 멘토가 이 승리에서 중요한 역할을 하게 되는 여섯 영역이 남아있다.

1. 멘티의 학업 진행 이정표의 적시 달성

유능한 멘토는 멘티가 학사 일정에 주목하게 하며, 이를 통해 멘티는 자신의 MSc 및/또는 PhD 학위 취득과 같은 중요한 이정표 달성을 위한 대상을 설정 및 모니터링하게 된다. 여기서 중요한 것들 중 하나는 이 과정을 성공하기 위한 요소들의 "역방향 계획(backward planning)"이다:

- 언제까지 필수 및 선택 과목을 완료해야 하는가?
- 언제까지 논문 주제가 결정되고 논문위원회가 형성되어야 하는가?
- 언제까지 논문의 초안을 회람해야 하는가?

이와 같은 접근이 최초의 운영 연구비 또는 경력 연구자 상 획득 등의 다른 이정표에 사용될 수 있다. 제시간에 이러한 목표를 달성하는 것은 멘티가 "마무리를 잘하는 사람(finisher)"이라는 긍정적인 평가를 받게 한다. 제시간에 그것들을 이루지 못하는 경우, “지리멸렬한” 또는 “마무리를 못하는 사람(non-finisher)”이라는 부정적인 평가를 받게 된다. 멘티의 이어지는 학문적 발전과 삶의 만족에 대한 이러한 평판의 차별적인 효과는 지대하다.

2. 감명을 주는 이력서 작성 및 유지

유능한 멘토는 멘티가 그의 성취를 입증할 뿐만 아니라 미래의 고용주에게 그의 높은 생산성 및 성취를 제시할 수 있는 이력서를 만들고 유지하는 데 도움을 준다.

이것은 템플릿(일반적으로 대학이 제안하는 버전) 및 그들 몇 년 선배 학자들의 성공적인 샘플 CV를 멘티에게 제공함으로써 시작한다. 멘티는 자신의 이력서 초안을 작성하여 멘토에게 발송하고, 멘토링 미팅을 통한 피드백 후 수정이라는 반복적인 과정을 통해 개선된다. 멘티는 자신의 늘어나는 이력서에 모든 관련 활동과 성과를 추가하게 된다. 사실, 어떤 단기과업을 맡을지에 대한 결정에서 그들이 고려할 수 있는 한 가지 요소는 그것이 자신들의 이력서에 깊이와 폭을 어떻게 더하게 될지이다. 그 과정에서, 자신의 기여가 명확하게 언급되어야 하지만, 과장되지는 않아야 한다(과장 또는 허위의 성과가 밝혀지면 진실된 자료의 신뢰성도 파괴된다). 이 지루하지만 중요한 작업에서의 성공은(수상 또는 직장의 후보로 지정되는 날, 이력서를 급히 작성하는 또는 유지하던 이력서를 좀 더 낫게 보완하는) 멘티의 능력에 의해 측정된다.

3. 교육 자료(서류)의 효율적인 작성 및 유지

모든 교육 기여의 상세한 기록을 유지하는 것 또한 학문적 진전의 중요한 요소이다. 특히, 멘티가 여전히 연수생인 시기에는 조기 교육 기여의 캡처 및 자료의 정리를 완벽하게 하기 위해 이러한(위와 같은) 출발을 하는 것이 좋다; 몇 년이 지난 후 승진 시기에 과거의 교육활동에 대한 요약을 회고적으로/기억에 의존하여 작성하는 것은 어렵거나 거의 불가능하다. 서로 다른 대학들에는 교육 서류에 대해 서로 다른 요구사항이 있다(우리의 경우, 가능한 한 멘티들이 지역 워크숍에 참석한 실적을 이력서 및 교육 서류에 나타내는 것을 권장한다). 그렇지 않은 경우, 교육 이벤트에 대한 멘티의 첨부 문서는 적어도 다음을 기록해야 한다:

- 교육 세션의 유형(즉, 작은 그룹, 큰 그룹, 개인)
- 학습자(즉, 학습자의 수와 단계: 학부, 대학원, 또는 평생교육)
- 환경(즉, 지역적, 국가적, 국제적)
- 그 성과 및 유효성에 대한 모든 평가(예를 들어, 교육의 유효성 점수와 기타 평가 지표)

4. 상어로부터 보호

저자는 3개 대륙, 5개 국가, 9개 대학에서 일했다. 이들 각각의 지역에서, 우리는 가르치고, 배우고, 교감하는 것을 즐거움으로 느끼는 몇몇 뛰어난 교수들을 만났다. 그러나 이들 지역에서 우리는 자신의 후배를 악용하고, 그들의 아이디어를 훔치고, 그들을 공개적으로 모욕하는 몇

몇 약탈적 교수도 만났다.

리처드 존스(Richard Johns)는 그들을 "상어"로 적절히 명명했고, 그는 그들과 함께 수영하는 법에 대한 6가지 규칙을 만들었다; 학문적 직업을 고려하는 모든 이는 그의 6가지 규칙을 마스터해야 한다.

1 *정체 불명의 물고기는 상어로 간주한다*(상어의 공격에 직면해서도, 그들의 행동이 바르다는 것을 확인할 때까지).
2 *스스로 몹시 애통해하지 않는다*(상어의 공격이 있었을 때, 공개적으로 그 실망감 또는 패배감을 표명함으로써).
3 *어떤 공격에도 신속하게 대응한다*(초기에는 당신의 멘토에게 보고하고; 이후에는 그들의 침략에 적극 대처한다).
4 *누군가 애통해하고 있다면 즉시 그곳을 떠난다*(두 번째 피해자가 되는 것을 피하기 위해).
5 *선제적인 보복을 한다*(당신이 그들의 반복되는 나쁜 행동을 방치하지 않을 것임을 상기시킨다).
6 *조직적인 공격에는 조직을 파괴한다*(그들의 공격이 다른 상어를 향하게 하거나, 그들을 파괴할 수 있는 굉장한 무언가를 이용한다).

유능한 멘토는 존스 교수의 규칙을 따를 것을 제안함으로써 또는 기관 내 상어를 식별함으로써 하는 "예방 접종" 외에도, 자신의 멘티에게 어떠한 상어의 공격도 보고하도록 할 뿐만 아니라 공격에 대해 적극적으로 규칙 #3과 #5를 적용하도록 한다. 아이디어 절도의 경우, 관련 옴부즈맨(ombudsman; 고충처리원)을 방문하여 처리한다. 기타의 경우, 멘토 또는 선임 지명자와 대면하여 해결하는 것이 효과적일 수 있다[예를 들어, 데이브 새킷은 항만 노동자들이 쓰는 단어들을 이용하여, 공격이 반복되면 계단통(stairwell)으로 던져버리겠다고 경고함으로써 추가 공격을 방지했다].

5. 적절한 다음 일 갖기

유능한 멘토는 멘티가 "꿈의 일"을 얻는 데 중요한 역할을 한다. 그들의 도움은 다음 세 단계에서 작용한다: 노출(exposure), 탐구(exploration) 및 탐험(expedition).

노출

노출은 멘토십의 초기에 시작되며; 신인을 격려하고 보호하려는 그의 생각, 환경 및 기록이 멘티를 이상적인 개인으로 성장시킬 수 있는 미래의 뛰어난 고용주에게 자신의 멘티를 소개함으로써 달성된다. 이러한 소개는 학술회의에서 시작될 수 있고, 미래의 고용주를 다시 집으로 초대함으로써 강화될 수 있으며, 이 초대는 사회 이벤트 및 개인 인터뷰뿐만 아니라 학술대회를 포함하는 초빙 교수지위(visiting professorship)의 일환이다. 상술한 것이 지리적으로 불가능한 경우(토론토에 있는 샤론 스트라우스의 멘토가 옥스포드에서 데이브 새킷에게 그녀를 소개하길 원했던 경우처럼), 소개는 전송으로 또는 서면으로 이루어져야 한다.

탐구

양 당사자가 서로의 결합에 진지한 관심을 보이는 경우, 유능한 멘토는 양쪽에서 예상되는 움직임을 탐구한다. 이것은 일자리 제안 사항들을 검토하는 것으로 시작한다: 정확히 어떤 종류의 기회(공간, 직원 지원,

창업 자금 등을 포함)와 의무(특히 연구와 저술을 위한 시간의 할당 및 보장)인지 모두 적혀 있는가? 임용의 학문적 수준은 어느 정도이며, 관련 대학 또는 연구센터의 기본 수칙과 기대는 무엇인가? 새로운 기관의 적소에 공식적인 멘토링 시스템이 있는가? 그 다음 멘토의 탐구는 다른 영역으로 이동한다: 이전에 있었던 직원의 실적은 무엇인가? 다른 솔직한 접촉이 미래의 고용주와 환경에 대해 무엇을 말해야 하는가?

또한 유능한 멘토는 제안된 일에 대한 자신의 멘티의 이해 및 태도를 탐구한다. 여기서 핵심 요소는 멘티가 이 일에 선택되기를 원하는지(누가 아니겠는가? 대부분의 일자리에 추천되는 것은 으쓱한 일이다)와 실제로 그 일을 하기를 원하는지(정말 그 일이 그들의 우선순위 목록에 부합한지, 그것이 그들의 주요 경력 목표를 진전시킬지, 그곳은 살기 좋은 장소인지 등) 사이를 구별하는 것을 돕는 것이다. 후자를 전자와 혼동하는 것의 대가는 너무 크기 때문에[시간 손실, 낮은 생산성, 가족 붕괴 및 탈진(burn-out)], 그 임명을 수락하기 전에 이것을 구별하여 확인하는 것은 중요하다.*

탐험

유능한 멘토는 멘티의 이력서(고용주의 임명 과정에서 매우 중요함)가 인상적이고 정확하다는 것을 이미 확인했을 것이다. 멘티의 협상 레터 초안 작성 및 새 기관의 반응에 대한 답변을 돕는 것은 멘티의 오해를 방지하고 양자의 약속을 문서화할 수 있게 한다(나중에 필요 시 참조할

* 그녀의 멘티 중 하나가 다른 대학에서의 일을 고려하고 있을 때, 샤론 스트라우스의 부서 책임자 Alun Edwards는 그녀에게 이 멘티를 위한 "에이전트"(그녀 멘티의 옹호자로 직업 토론에도 참여하는)가 되어 줄 것을 요청했다. 멘티와의 합의를 통해 샤론은 그 역할을 받아들였다.

수 있도록). 이 협상 과정에서, 멘티는 새 일자리에 대한 초청을 받을 경우, "초청된 사람에게 최고 제안은 초청한 사람들의 첫 제안"이며, 모든 필수 자원은 사전에 서면으로 보장될 필요가 있다는 것을 지속적으로 생각해야 한다.

어려운 교섭이 완료되면, 멘토는 새 기관의 다른 친구들에게 소개 편지를 보낼 수 있으며, 이를 통해 그들에게 새 동료를 환영해줄 것을 요청하며, 그가 새 보금자리를 꾸리는 것을 돕는다. 멘티가 적절한 부동산 전문가와 연결되는 것을 확인하는 것 또한 중요하다.

멘티가 새 일자리를 맡으면, 유능한 멘토는 멘티와의 연락을 유지하면서, 그/그녀가 과도한 참여와 태만 사이에서 적절한 균형을 유지하는지를 확인한다.

6. 멘티가 멘토가 되어야 할 시기의 결정

대부분의 멘티는 그들의 동료 및 후배 멘티에게 이미 (임상팀에서와 같은) 멘토십의 일부 요소를 제공했다. 그러나 자신들의 경력이 쌓이고 교수 임명을 받음에 따라, 언제 "공식적으로" 멘티를 받을지를 결정해야 한다. 그것은 다음을 고려하는 것이 좋다:

1 교수 임용 후 첫 3년은 자신의 경력에 초점을 두면서, 자신의 고유한 위치/직위를 정립한다. 그들은 논문위원회에 참여하기 시작할 수 있지만, 1차 지도교수는 최소한 한 사람의 논문 전체 과정에 참여한 후에 맡는 것이 좋다. 마찬가지로, 이 초기 단계에서 주니어 교수의 공식 멘토도 되지 않는 것이 좋은데, 그 이유는 그들은 아직 멘티를 도울 만한 전문가 네트워크나 경험이 없을 뿐만 아니라, 미래의 멘티가 같은

연구분야에 있는 경우, 아이디어와 자원에 대한 경쟁에서 그를 지지할 수 없게 되기 때문이다.

2 멘토십 워크숍에 참석. 이러한 워크숍은 프로그램의 요건을 명확히 하는 데 도움을 줄 뿐만 아니라 멘토십 지원을 위한 자원을 제공한다.

3 그리고, 자신의 첫 번째 멘티를 맡을 경우, 단지 한 명만을 맡고, 첫 번째 멘티가 잘 정착할 때까지 두 번째 멘티를 맡지 않는다.

역할모델 멘토

우리는 데이브 새킷의 이전 대학원생이자 현재는 동료가 된 한 사람을 소개하면서 이 장의 이 시리즈를 종료한다(그녀는 우리가 그녀의 멘토링 활동을 자세히 설명하는 것을 기꺼이 허락했다). 중간 경력의 박사 의료연구원이자 종신 교수인 다이앤 브라이언트(Dianne Bryant) 박사는 수백만 달러가 소요되는 임상(재활 및 수술) 및 의료 공동연구에 참여하고, 데이터 관리 회사의 이사이면서, 학부 및 대학원에서 강의를 한다. 이러한 일 외에도, 그녀는 두 아이의 엄마이고, 이들을 위해 운전도 하며, 숙제를 감독하고, 가계부를 정리하며, 집안을 관리하면서, 정원도 가꾼다. 또한 그녀는 취학 전 어린이 국제 합창단의 매니저이며, 북클럽 회원이고, 신병훈련소(boot camp) 매니아이다.

모든 독자가 이 책에서 설명하는 멘토링 활동의 폭과 깊이가 어느 한 개인의 능력을 넘어서는 것으로 판단하지 않도록 하기 위해, 우리는 다음의 부록에서 우리의 설문조사에 대한 브라이언트 박사의 대답을 제공한다.

부록 A: 설문조사에 대한 브라이언트 박사의 답변

항목: 자신 멘토와의 최적의 상호작용 개발

이 목표의 달성을 위해 어떤 전술(들)을 개발했는가?

1 기본 규칙을 수립한다—멘티와 멘토 간에 각자의 세부 책임을 포함하는 계약서를 쓴다(예: 북미팅 방법). 이 문서는 실제로 모든 지도교수 및 학생들 사이에서 활용되며(일반적으로 9월경 또는 학생들의 오리엔테이션 패키지의 일환으로), 그것들을 검토하고 학생들과 함께 서명하는 것이 좋다(불행하게도, 실제 그렇게 하는 사람은 별로 없다).

2 대학원생 그룹 미팅 대(vs) 개별 세션—나는 매달 내 대학원 학생들 모두와 함께(그리고 때로는 그들의 가까운 동료를 포함하여) 만남을 갖는다. 이 만남에서 각각의 학생은 자신들 프로젝트의 상태, 문제, 솔루션 등을 내게 들려준다(추가적인 해결책이 필요한 경우 우리는 그룹으로 토론한다); 우리는 다른 전문가 등이 필요한지 여부에 대해서도 토론한다; 우리는 휴가 또는 갈등, 그리고 학생들이 서로에게 도움을 줄 수 있는지 등에 대해 토론한다. 미팅의 후반부에서는 공통의 주제를 논의한다(예: 환자 동의서, 윤리 준수서 작성, 과학적 저술, 사례 보고서 양식, 데이터베이스 개발, SPSS, 통계 패키지 운영 방법 등)—이것들은 모두 필요하지만, 그들의 코스워크에서는 얻을 수 없는 것들이다.

3 각각의 미팅에서 한 학생이 해당 미팅의 의사록을 작성하도록 임명되며, 그것은 최종 완성되기 전에 참석한 회원 전원이 회람한다. 이것은 우리 모두(특히 나 자신)가 결정, 시행 항목 및 마감기한에 대해 제대로 진행할 수 있도록 한다. 그리고 나는 내 캘린더에 관련 항목들을 추가하기 위해 이 문서를 사용하며, 이로써 나는 나의 약속들을 잘 이행할 수

있게 된다.

이 전술의 한계는 무엇인가?

- 1, 2, 3—나는 아직 발견하지 못했다.

이러한 전술 적용의 효과는 무엇인가?

- 2와 3은 나의 효율성 및 효과에 긍정적인 영향을 미쳤다—1과 3은 투명성과 명확성에 긍정적으로 영향을 주었다.

항목: 효과적인 시간 관리 기술 개발

이 목표의 달성을 위해 어떤 전술(들)을 개발했는가?

- 각 학생이 자신의 진행 상황, 문제 등을 제시하는 학생 그룹 회의에서, 우리는 목표를 다시 확인하고, 다음 단계를 논의하며, 남은 과업의 우선순위를 정하고, 과업의 일부를 해결하거나 관리 가능한 작은 덩어리로(수시로 완수하는 데 도움되게) 나누는 기회를 갖는다; 모든 학생들은 문제를 관리하기 위한 그들의 아이디어를 공유하는 것이 좋다.

이 전술의 강점은 무엇인가?

- 학생들은 과업의 식별을 학습하고, 최종 목표 도달이라는 관점에서 그들의 중요성을 평가한다(이것은 우선순위 설정 작업을 용이하게 해준다).

이러한 전술 적용의 효과는 무엇인가?

- 압도되는 느낌을 제거한다.
- "아니오"라고 말하는 것이 좋다는 것을 학습한다.
- 무엇에 대해 "아니오"라고 말할지를 결정하는 것을 학습한다.

항목: 최적의 일/생활 균형 달성

이 목표의 달성을 위해 어떤 전술(들)을 개발했는가?

1 나는 저술시간, 이메일시간, 홈시간 등을 따로 비축하는 전략을 공유하며(즉, 가족과의 시간 동안에는 이메일이나 일을 하지 않는다—블랙베리를 끈다), 이를 위해 "아니오"라고 말한다(그렇게 말하는 요령, "아니오"라고 말할 대상을 결정하는 방법, 내 경력을 통해 이 같은 변화를 유도하는 방법 등은?).

2 우리의 그룹 세션 동안 학생들에게 그들의 전략을 공유하도록 요청한다.

3 우리의 그룹 세션 동안 학생들에게 그들이 어려움과 마주했던 상황을 공유하도록 요청하여 경험을 공유한다.

이 전술의 강점은 무엇인가?

- 그것은 (필요한 경우) 학생들이 유사한 전략을 개발할 수 있게 한다. 학생들은 해당 전략이 성공의 필수 요소인지 알 수 있다.

이 전술의 한계는 무엇인가?

- 나는 아직 발견하지 못했다.

이러한 전술 적용의 효과는 무엇인가?

- 학생들 간의 튼튼한 관계 형성—나는 그들보다 우수하지 않고(어떤 이유로 일부는 그렇게 생각한다), 단지 내 경력이 좀 더 길 뿐이다; 따라서, 이러한 전술은 개방성, 정직성, 가족/휴식시간(당신 및 타인의)에 대한 존중 등을 권장하고; 스트레스 수준을 감소시킨다.

항목: 연구팀의 유능한 구성원(및 결국에는 리더)이 되는 것

이 목표의 달성을 위해 어떤 전술(들)을 개발했는가?

- 포용적인 태도에 대한 모델링 및 격려
- 팀의 중요성 강조

이 전술의 강점은 무엇인가?

- 다른 사람의 전문지식에 대한 평가; 당신이 모든 것을 해야 한다고 느끼지 않는 것 또는 모든 것을 당신 스스로 할 수 없는 것은 어떻게든 약점이다.

이 전술의 한계는 무엇인가?

- 팀이 클수록, 회의의 구성 및 합의 도달의 측면에서 잘 기능하기가 더 어렵다. 옳은 팀과 함께 조금 더 긴 시간을 갖는 것이 일부가 누락된 빠른 결과보다 우수한 최종 제품은 낳을 것임을 입증하는 데는 시간이 좀 필요할 수 있다.

항목: 연구비 신청서 승낙의 극대화

(준비, 프레젠테이션 및 리뷰에 대한 반응)

이 목표의 달성을 위해 어떤 전술(들)을 개발했는가?

1 한 학생에게 연구비 신청서 초안을 요청한다; 우리는 그 신청서의 개선을 위해 검토하는 일련의 방법을 사용한다.
2 성공한/실패한 신청서 사례를 공유한다.
3 평가자를 응대할 때의 사교능력(절충능력, diplomacy)을 가르친다.
4 응대하는 방법을 보여준다.
5 명확하고 간결한 응답을 한다.

6 당신은 모든 코멘트에 응답할 수 있는가 아니면 (공간적 제한 때문에) 응답할 몇 가지 코멘트를 선택해야 하는가?

이 전술의 강점은 무엇인가?

- 실제적인 경험

이 전술의 한계는 무엇인가?

- 학생에 따라(쓰기 능력, 요약 능력 등), 당신이 하는 것보다 더 오래 걸릴 수 있다.

이러한 전술 적용의 효과는 무엇인가?

- 학생이 연구비 신청서 작성에 대한 자신감을 얻는다.

항목: 연구비 신청서 및 논문에 대한 효과적이고 유능한 검토자 되기

이 목표의 달성을 위해 어떤 전술(들)을 개발했는가?

- 내가 저널로부터 어떤 원고에 대한 평가를 요청받는 경우, 나는 비슷한 주제 영역(내용 또는 방법)을 가지고 있는 학생들에게 그것을 발송하고, 그들이 그 원고의 검토에 관심이 있는지를 물어본다; 그들이 독립적으로 검토를 진행한 후, 우리는 그 논문과 그들의 반응(구조, 형식 등에 대한)을 검토하기 위해 함께 만난다.

이 전술의 강점은 무엇인가?

- 실제적인 경험

이 전술의 한계는 무엇인가?

- 너무 많은 리뷰는 너무 많은 시간을 쓰게 한다. 나는 리뷰의 수를 제한한다. 일반적으로 연간 6건 정도로 생각하며, 내 전문분야에 가까운 원고를 선택하여, 관련 콘텐츠를 별도로 학습하는 시간을 줄이거나 제거한다.

이러한 전술 적용의 효과는 무엇인가?

- 학생들이 원고 검토에 대한 자신감을 얻는다.
- 학생들이 자신의 원고 작성을 위한 기술을 얻는다.

항목: 논문의 질과 결과물의 극대화

(동료 심사위원 및 편집자 간의 상호작용 포함)

이 목표의 달성을 위해 어떤 전술(들)을 개발했는가?

1 나는 학생들이 자신의 논문을 기존의 학위논문(thesis) 형식 대신 학술논문(manuscript) 원고 형식으로 작성할 것을 요청한다.

2 나의 목적은 학생들이 자신의 수정된 논문 제출 시 출판을 위한 형식으로 제출하게 하는 것이다.

3 나는 종종 (체계적인 리뷰 또는 방법론적 프로젝트와 같은) 그룹 프로젝트를 구간하며, 그들에게도 그것을 개방한다(학생 그룹 미팅에서). 그들의 참여 여부는 자유이다. 우리는 프로젝트를 시작하기 전에 역할과 저자를 정의한다. 이러한 프로젝트는 자신들의 논문 작업 이외의 것이기 때문에, 필수는 아니지만 기회인 것만은 분명하다.

이 전술의 강점은 무엇인가?

1 나와 그들의 생산성

2 학생들의 실제적인 경험(일반적으로 그들의 현재 논문 작업과 다른 연구 설계를 해보는 것에 대한)

이 전술의 한계는 무엇인가?

1 때때로 너무 많은 학생들이 참여하기를 원한다. 역할 및 저자는 선험적으로 정의하는 것이 중요하게 된다.

2 학생들은 때때로 프로젝트가 종료되기 전에 졸업하거나 이동하기 때문에, 완료하기가 어려울 수 있다.

이러한 전술 적용의 효과는 무엇인가?

- 참여 학생들은 단지 자신의 논문만 작성했던 학생들보다 더 경쟁력 있는 이력서를 갖게 된다[그들은 종종 석사(MSc) 후에, 일반 학생의 1~2건보다 많은 3~4건의 논문을 남기며, 박사(PhD) 학생으로서는 10건 이상을 남긴다].

항목: 유능한 발표자 및 연설자 되기(AV 능력 포함)

이 목표의 달성을 위해 어떤 전술(들)을 개발했는가?

1 학생이 자신의 발표를 준비한다.

2 우리는 모의 발표를 개최한다.

3 내 모든 학생들에게 참여하도록 요청하고, 대개 나는 몇몇 교수진이 참석하게 할 수 있다.

4 발표가 실시된 후, (나와 다른 교수진의 의견 제시에 이어) 학생들이 질문, 개선사항, 보완사항 등에 대한 자신의 의견을 제시한다.

5 우리는 적절한 어조 및 태도로 대응하는 것을 정형화하는 작업을 하고, 필요한 경우 간결한 대응의 정형화에 동의한다.

이 전술의 강점은 무엇인가?

1 많은 시간, 우리는 관객/평가관이 질문할 것들을 '예상'해왔으며, 따라서 학생들은 잘 준비된다.

2 학생은 자신의 발표에 더 많은 자신감을 가진다(자신의 지도교수처럼).

이 전술의 한계는 무엇인가?

- 시간

이러한 전술 적용의 효과는 무엇인가?

- 학생들의 신뢰 획득

항목: 강의실 및 임상 현장에서 유능한 교수 되기

이 목표의 달성을 위해 어떤 전술(들)을 개발했는가?

1 나는 고등학교 협동조합 학생, 석사 및 박사 과정의 학생들을 멘토링한다. 나는 종종 고등학교 학생들에게 박사 과정의 학생들을 멘토로 짝지어준다. 대학원 학생은 고등학교 학생에게 자신의 졸업논문과 관련된 해부학, 부상 생리학 등의 교육을 실시한다; 고등학생에게 수술실에 대해 가르치고; 고등학생은 자신의 연구를 수행하는 대학원생을 모방(shadow)한다; 기본적으로, 이 대학원생은 고등학생의 일부 학습에 대해 첫 번째로 접촉하는 사람이다.

2 대학원생은 일부 학생의 피드백 초안을 작성한다.

3 나는 그들의 경험(어려움, 성공 등)에 대해 해당 대학원생들과 대화를 한다.

이 전술의 강점은 무엇인가?

- 교육 및 멘토링의 실제 경험

이 전술의 한계는 무엇인가?

- 나는 아직 발견하지 못했다.

이러한 전술 적용의 효과는 무엇인가?

1 대학원 학생이 교육 및 멘토링 경험을 얻는다.

2 고등학교 학생이 첨단연구, 임상적용 등에 노출된다.

항목: 약속된 멘토링 미팅을 지키는 데 대한 반복적 실패 방지

1 정기적인 미팅은 충분한 기간을 두고 계획하고, 시작 및 종료 시간을 존중한다. 이것은 매년 초에 학생과 지도교수가 서명하는 계약의 일부이다.

2 대면 만남 vs 이메일 사용 vs 약식의 5분간 방문 등이 필요한 경우를 구별하여 확인한다.

3 만남의 횟수를 줄이기 위한(예: 위에서 설명한 일반적인 문제를 위한 학생 그룹 미팅), 그리고 학생 간 만남의 콘텐츠가 유사한 일대일 만남의 횟수를 줄이기 위한 통신 도구를 식별한다.

항목: 합의된 멘토링 과업을 정해진 때 완수하기 위한 양자의 노력

1 각 미팅 후 의사록 작성 및 회람

2 다음에 계획된 미팅 충분한 기간 전에 첨부된 이전의 의사록을 이용한, 그리고 요약된 활동 항목을 이용한 의사일정

항목: 멘티가 지적, 실용적 연구의 가장 많은 부분을 수행했을 경우, 멘토가 논문(또는 신청서)의 주 저자임을 주장하는 경우

저자 문제는 서로의 관계를 시작하기 전에 합의해야 하며, 이것은 학생이 자신의 멘토로 어떠한 사람을 선택하는 결정요인이 되기도 한다.

참고문헌

1. Johns RJ. Dinner address. How to swim with sharks: the advanced course. Trans Assoc Am Physicians. 1975; 88: 44–54.

제 5 장 문제가 있는 멘토십을 평가, 진단 및 개선하는 방법

시나리오

당신 학과의 멘토링 프로그램은 (생산성, 학업 성취 및 멘티와 멘토의 개인적인 만족도 등을 근거로 판단할 때) 크게 성공했다. 그러나 멘티와 멘토 모두의 행동에는 가끔 문제가 있었으며, 학과장은 당신이 해당 프로그램의 공식적인 "옴부즈맨(고충처리원)"이 될 것을 주문했다. 당신이 취임 시 처리할 문제들은 다음과 같다:

1 두 멘티와 두 멘토가 사전 설명 없이 계획된 멘토십 미팅에 반복적으로 불참
2 한 멘티가 합의된 과업을 세션 시간 내에 완료하는 데 반복적으로 실패
3 멘토링 미팅이 (이유 없이) 중지된 사례
4 멘토의 연구 관심사에 봉사하느라 자신의 연구에 집중하지 못했다는 멘티의 불만
5 멘티의 아이디어로 시작하고 멘티가 그 연구의 대부분을 수행한 논문에 대해, 멘토가 주 저자임을 주장한다는 멘티의 불만
6 멘토가 자신의 연구 아이디어를 훔쳤다는 멘티의 주장
7 멘토에 의해 괴롭힘을 당하고 있다는 멘티의 불만
8 멘토로부터 성희롱을 당했다는 멘티의 주장
9 멘티가 자신의 의견이나 제안에 응답하지 않는다는 멘토의 염려
10 멘토-멘티가 함께 살고 있다는 소문

어떻게 이러한 문제들을 처리해야 하는가?

이와 관련하여, 우리는 유능한 멘토와 멘티가 학문적인 성공을 위해 취할 수 있는 전략과 전술에 대해 논했다. 이는 멘토와 멘티가 서로 전문가답게, 적절하게, 책임감 있게, 그리고 정직하게 행동한다는 것을 전제로 한다.

그러나 유감스럽게도 항상 그렇게 행동하는 것만은 아니다. 따라서 이 장에서는 문제가 되는 멘토십 유형과 이에 대한 가장 유효한 진단법을 알아보고, 예방, 치료 및 재활을 위한 중재 범위를 제시하고자 한다[최후의 수단으로 안락사(시행 중지)까지를 포함]. 이 장의 자료는 관련 문헌에 대한 검토(제1장의 설명과 같이), 동료 설문조사 및 우리 자신의 경험을 통해 확인되었다.

만남 실패 및 합의 충족 실패 관련 문제

제대로 작동하지 않는 멘토십 증상의 첫 번째 분야는 멘토링 미팅을 둘러싼 것이다.

계획된 멘토링 미팅에 나타나지 않음

비상사태 및 기타 부득이한 중단은 의대 임상 교수의 바쁜 일상 생활의 일부이기 때문에, 멘티와 멘토가 가끔 미팅에 불참하는 것은 용인이 된다(특히, 미리 양해를 구하고 미팅을 즉시 재계획하는 경우). 그러나 그것이 상습적이며, 사전 예고가 없고, 미팅 재계획의 시도 또한 없는 경우, 해당 멘토십은 문제가 있다.

이들 문제와 관련하여, "선량한" 멘토십 구성원을 위해, 이 문제에 대한 원인 진단이 제대로 이뤄져야 한다. 미팅 시간이 불참자의 육아를 책임지는 시간과 겹치는가, 또는 다른 변경 불가한 임상이나 학업 스케

줄과 겹치는가? 현재 멘토십의 형식, 스타일, 또는 내용이 불참자에게 부적절하거나, 그에게 별로 도움이 되지 않는가? 불참자의 관심과 성취에 대한 리뷰가 너무 과대하거나 적은가? 불참자가 멘토십 내 다른 사람(들)과의 "동질성"을 잃었는가? 불참자가 다른 곳에서 더 나은 멘토링을 찾았는가? 멘토가 멘토들 각각에 대한 적절한 도움을 주기에 멘티가 너무 많은가?*

문제의 멘토십에 대한 진단에 따라, 멘토링 미팅의 일정, 형식, 내용, 스타일 등의 변화가 시도될 수 있다. 보다 적합한 멘토에 대한 연결 가능성은 항상 열려 있어야 한다. 예방적 조치가 이런 종류의 문제를 피하게 할 수 있다. 멘토십의 초기 협상에서 양 당사자의 책임을 서면으로 명시했고, 대면 미팅을 대체할 수 있는 시간절약형 대안을 제공했고(전화, 스카이프, 또는 트위터를 통해), 참석한 모든 멘티의 공통된 이슈에 대한 미팅을 허용했고, 미팅에 참석해야 하는 절대적 필요성에 대해 언급했으며, 이러한 미팅이 멘토링 목적에 얼마나 부합되는 역할을 하는지를 언급했다. 또 어떻게 미팅의 구조와 기능이 향상될 수 있을지에 대한 주기적인 평가 계획을 세우면, 이러한 혼란은 방지되었을 수 있다고 강조했다. 초기 협상에서 그러한 내용을 수행하지 않았다면, 바로 지금 멘토링에 있어서 각자의 책임을 적시하고, 향후 이러한 문제의 재발 가능성을 방지해야 한다.

* 우리는 (이러한 상황에서는) 멘토가 잠재적 멘티에 대해 멘토십 제공에 동의하기보다는 "아니오"라고 말하는 것이 낫다고 생각한다. 우리는 잠재적 멘티(특히, 정말로 노력하고 있는 멘티)에게 "아니오"라고 말하기가 힘들다는 것을 알고 있다. 하지만 너무 많은 멘티를 맡는 것은 그 누구를 위해서도 좋은 일이 아니다.

멘토링 미팅이 중지됨

만약 멘토링 미팅이 중단됐다면 원인 진단이 필요하다. 양자 또는 어느 한쪽에 대한 원인 추적 및 이유를 알기 위한 미팅을 해야 한다. 멘티는 멘토링 관련 멘토의 요구를 능가하는 성과를 보일 가능성이 낮기 때문에(데이브 새킷은 의대 졸업 후 53년이 지난 지금도 여전히 멘토링을 받고 있다), 멘티들을 단순 낙오자로 간주해서는 안 된다. 한편 그들은 이미 자신의 관심, 열망, 요구 및 스타일에 더 적합한 다른 멘토를 구했을 수 있으며, 이것은 원래 멘토십이 종료되는 원인이 될 수 있다. 한편, 원래 멘토와 멘티 사이의 관심, 열망, 요구 및 스타일의 차이로 인해 그들이 멀어진 경우, 멘티에게 새로운 멘토를 소개할 필요가 있다. 다시 한 번 강조하지만, 초기에 정기적인 만남에 대한 일정을 미리 계획하는 것은 (그 일정이 이행되지 않을 경우) 실패하는 멘토십에 대한 조기 진단을 가능하게 하고, 멘티가 활발하게 작동하지 않는 멘토링에 장기간 방치되는 것을 방지할 수 있다. 또한 매년 모든 멘토십에 대한 재인증을 필요로 하는 멘토링 프로그램(예를 들어 양자가 서명하는 연례 보고서를 요구하는 프로그램)에서는 이러한 실패가 정기적으로 진단될 것이다.

문제가 있는 멘토십의 두 번째 분야는 권한의 남용에서 발생한다. 멘토가 멘티의 성공 또는 실패의 결정에서 너무 많은 권한을 행사하기 때문에, 그리고 멘티(특히 주니어 교수진 및 연수생)는 이런 멘토의 막강한 권한에 대응하기에는 가진 힘이 아주 작기 때문이다. 때문에 신뢰할 수 있는 멘토링 프로그램은 구제(redress)를 위한 명확한 방법이 필요하며, 이는 멘티가 신뢰할 수 있는 옴부즈맨을 포함할 수 있다.

합의된 과업 완수에 실패함

다시 말하지만, 매우 드문 비상사태를 제외하고 멘토 또는 멘티가 (이전 미팅의 말미에) 그들이 하기로 약속한 것을 이행하는 것을 반복적으로 실패하는 경우, 그것은 문제 있는 멘토십의 한 가지 증상일 수 있다. 그 주된 원인이 (훨씬 많은 지식과 경험을 가진) 멘토인 경우, 그 멘토십은 안락사(종료)시킬 필요가 있으며, 멘티는 새로운 멘토에게 소개될 수 있다.

멘티에게 잘못이 있는 경우, 우리가 조사한 동료들의 반응은 멘티가 다른 멘토를 찾도록 하는 것에서부터 멘토의 엄격한 사랑이 필요하다는 등 다양했다. 하지만, 모든 것은 멘티가 무엇을 왜 수행하지 않는지에 대한 솔직한 논의로부터 시작해야 한다. 이를 통해 치료 가능한 몇몇 원인을 밝힐 수 있다. 새로운 멘티는 '종종 할 수는 있지만 합의된 날짜까지 하기에는 너무 큰 작업(과제)'에 동의한다; 그러나 그들의 과제를 서서히 줄여주지 못한다면,* 진단을 위한 추가적인 탐색이 필요하다. 마찬가지로, 멘티들은 그들이 작업을 완료하는 데 필요한 방법을 이해하지 못하고 있다는 (또는 적용할 수 없다는) 것을 발견할 수도 있다. 이것이 반복되는 멘티의 문제이며 그들이 기본적인 방법론을 숙달하지 못하고 뒤처지는 경우, 더 깊은 진단이 모색되어야 한다.

(멘토에게는) 가장 실망되고 곤혹스런, 그리고 (멘티에게는) 불길한 예후의 실패는 멘티가 출판을 위한 논문 초안이나 원고의 합의된 제출 기한을 맞추는 데 실패하는 경우다(특히, 사전 경고, 또는 도움을 요청할 곳이 없는 경우). 이 경우 긴급하고 정확한 진단은 필수적인데, 이는

* 멘토는 과제를 단계적인 더 작은 요소들로 나누고 각각에 대한 수정된 타임라인을 설정하여, 과제가 멘티를 압도하지 않는 것처럼 보이게 할 수 있다.

이러한 실패 패턴이 계속되면 해당 멘티는 (그들의 승진 및 임기가 영향력이 큰 저널에 적시적 출판을 하느냐에 따라 좌우되는 학술 환경에서는) 성공할 수 없기 때문이다.

쉽게 치료될 수 있는 원인은 다음과 같다:

- 어떤 분야에 대한 내용 구성, 요약 및 저술 경험 부족
- 과학적 방법 및 그 결과에 대한 저술 경험 부족
- 특정 주제에 대한 저술 경험 부족

또한 이러한 원인은 멘토십 시작 시점을 기반으로 하여 (연구비 신청서 및 원고에 대한 중복-맹검 심사 및 일반 멘토링 세션의 일상적인 과제와 같은 수행 가능한 작은 저술 작업 과제의 부여를 통해) 발견 및 치료되었어야 한다.*

쉽지는 않지만, 종종 치료 가능한 이유는 "상황적 저술 불안(situational writing anxiety)"이며, 이러한 상황하에서 특정 저술 작업을 수용하는 것은 (교육 또는 환자 치료와 같은 다른 과업을 수행하는 경우에는 나타나지 않는) 너무 큰 불안 및 비관을 유발하며, 그 피해는 단순히 단어로 열거하기 어려울 정도일 것이다[1]. 그러나 다시 말하지만, 이것은 (필요한 구성 및 작문에 대한 많은 사례의 제공 및 그에 대한 토론을 통해, 그리고 멘티가 문장 및 단락을 구성하는 것을 도움으로써) 훨씬 일찍 감지 및 "탈감각(desensitized)"되었어야 한다[2].

쓰기 장애를 가진 멘티는 초기에 거의 확실히 자신의 문제가 무엇인

---

* 우리의 동료 중 한 사람은—멘토십 제공에 동의하기 전에—잠재적인 멘티에게 그들의 교육 목표와 이들 목표를 달성할 계획에 대한 2페이지의 요약본을 제공할 것을 요청한다; 그리고 그는 그들의 쓰기 능력을 평가하기 위해 이 전략을 사용한다.

지 알게 되었을 것이며, 그들의 쓰기 능력을 지원할 전략과 전술을 활용하고 있을 수 있다.

이것이 그동안 설명할 수 없었던 멘티의 마감시간 준수 실패를 끝나게 할 수 있다 이러한 상황에 직면한 멘토는—멘티의 동의를 얻은 후—이들의 원인을 식별 및 극복하기 위한 노력의 일환으로 자신의 동료들과 광범위한 협의를 진행해야 한다.

권력 남용 관련 문제

문제가 있는 멘토십의 두 번째 분야는 권력의 남용에서 발생한다. 멘토가 멘티의 성공 또는 실패의 결정에서 너무 많은 권한을 행사하기 때문에, 그리고 멘티(특히 주니어 교수진 및 연수생)는 이런 멘토의 막강한 권한에 대응하기에는 가진 힘이 아주 작기 때문이다. 때문에, 신뢰할 수 있는 멘토링 프로그램은 구제(redress)를 위한 명확한 방법이 필요하며, 그것들은 이는 멘티가 신뢰할 수 있는 옴부즈맨을 포함할 수 있다.

멘토가 자신의 관심사에 집중하면서 멘티의 관심사는 쇠락

멘티는 그들 멘토 연구의 하위 프로젝트에 참여하면서, 또는 멘토의 연구에 대한 비정기 보고서나 논평을 씀으로써 가치 있는 새로운 기술과 지식을 습득한다. 또한 멘티는 특정 주제에 대한 관심을 공유하며, 해당 연구에 동참하기를 원하면서 특정 멘토와 함께 일하기를 원한다. 그러나 가끔, 멘토는 멘티를 연구 조수 정도로 여기고, 그들의 관심과 열망을 무시하며, 오직 멘토의 이익을 추구하는 데에 그들을 이용한다. 멘티의 학문적 관심에 대한 억압은 그들의 성장을 가로막고 그들의 경력을 위태롭게 하며, 이로 인한 회의는 결국 멘티가 학문으로부터 등을 돌리게 하는 위험 요소가 될 수 있다. 이 견딜 수 없는 상황 속에 있는 멘티들이 가끔 본 저자에게 도움을 청하기 위해 찾아온다. 그 상황에서 '제대로 작동 안 하는 시스템'은 악용당하는 멘티들에게 도움을 주지 못하지만 일부 '제 가치를 하는 멘토링 프로그램'은 명확한 치료 전략* 및 기밀을 유지하는 옴부즈맨에 쉽게 접근할 수 있게 한다.

책임 저자(lead authorship) 가로채기

우리는 때때로 멘티가 프로젝트의 설계, 실행, 분석, 일지 작성 등의 대부분을 수행했지만, 멘토가 연구 결과 출판물의 책임 저자임을 강력히 요구하는 경우를 목격한다. 여기서 멘티가 입는 손상은 두 가지이다:

그들은 특정 연구성과에 대한 인정을 강탈당할 뿐만 아니라, 학자들이 서로를 지원하고, 연구 아이디어의 "소유권"을 존중하는 건설적인 학문풍조(정신) 또한 잃게 된다. 전자의 손상은 상부 기관에 호소함으로써 (이상적으로는 옴부즈맨을 통해) 반전될 수 있지만, 후자의 환멸은 종종 멘티에게 동료들과 아이디어, 직업만족도 등에 대한 자유로운 소통을 하는 상호작용에 손상을 준다. 이 경우 멘티는 새로운 멘토에게 연결되어야 한다. 이러한 잘못된 멘토는 징계를 받거나, 멘토 자격이 박탈되어야 한다. 이러한 해악을 방지하기 위해, 멘티 연구 프로젝트의 시작 단계에서부터 연구 결과의 보고서나 출판물의 저자 순서를 문서로 작성하여 유지해야 한다. 초기 단계의 멘토십 회의에서, 지적 재산권에 대한 논의가 있어야 하며, 이것은 새 프로젝트나 원고 아이디어를 조사할 때는 언제나 반복해야 한다.

* 일부 멘토링 프로그램은 이 목적을 위해 각 임상 부문에 "멘토십 운영자(mentorship facilitator)"를 둔다.

아이디어 가로채기

더 나쁜 경우는, 멘티가 멘토에게는 없었던 독창적인 연구 아이디어를 생각해냈지만, 멘토가 자신의 발표, 간행물 및 연구비 신청서에 그 아이디어를 무단으로 사용하는 경우이다. 다시 말하지만, 이러한 경우 옴부즈맨을 방문하는 것이 매우 중요하며, 소유권 논쟁이 계속되는 경우, 공식적인 조사가 요구된다. 절도가 입증되는 경우, 새로운 멘토가 즉시 지원되어야 하며, 절도 멘토는 응당한 처벌을 받고 향후의 멘토링은 금지되어야 한다.

괴롭히기(Bullying)

멘티를 감정적, 또는 육체적으로 괴롭히는 멘토의 반복적, 공격적 행동은 참지 말아야 한다. 다시 말하지만, 옴부즈맨이나 적절한 상담 및 의료 서비스에 대한 용이한 접근은 모든 프로그램에서 필수적 요소이다. 괴롭힘이 확인되는 경우, 새로운 멘토가 즉시 지원되어야 하며, 유죄가 인정된 멘토 응당한 처벌을 받고 향후의 멘토링은 금지되어야 한다.

성희롱(Sexual harassment)

멘토가 멘티에게 성적인 위협, 괴롭힘 등을 주거나, 성적 호의에 대한 대가로 학문적 보상을 약속하는 경우, 그들의 행동이 용인되어서는 안 된다; 대부분의 국가에서 그것은 불법이다. 앞서와 같이, 옴부즈맨이나 적절한 상담 및 의료 서비스에 대한 용이한 접근은 모든 프로그램에서 필수적 요소이다. 또한 앞서와 같이, 성희롱이 입증되는 경우 새로운 멘토가 즉시 지원해야 하며, 해당 멘토는 향후 멘토링에서 배제되어야 할 뿐만 아니라 경찰 조사를 받아야 한다.

불평등한 지위에서의 진정한 사랑 관련 문제

진정한 사랑

우리들 대부분은 멘토와 멘티의 관계가 상호 존중하고, 지지하고, 착취하지 않으며, 수십 년 동안 지속되는 사랑으로 발전하는 사례를 알고 있다. 이 현상은 간섭의 대상이 아니지만, 멘토십은 그 대상이다. 멘토와 멘티 사이의 권한 차이로 인해, 멘토십의 지속이 양 당사자에게 상처를 줄 수 있다. 양자가 초기에 이것을 인식하지 못하여 다른 멘토가 그 책임을 인계받도록 조정하지 못하는 경우, 그들의 친구나 상사가 그것을 해야 한다. 마찬가지로, 멘토와 멘티가 좋은 친구가 될 경우, 그것은 전통적인 멘토-멘티 관계를 계속하기에는 더 많은 문제가 될 수 있으며, 이 경우 멘티는 다른 멘토에게 연결되어야 한다. 초기의 관계가 종종 "동료 멘토십(peer mentorship)"으로 진화한다.

결론 및 시나리오 분석

1 *두 멘티와 두 멘토가 사전 설명 없이 계획된 멘토십 미팅에 반복적으로 불참.* 당신은 그들을 개별적으로 인터뷰한다. 멘티 중 하나는 마지못해 당신 사무실에 왔으며, 심하게 우울해 보였으며, 자살할 계획까지 하고 있었음을 실토했다; 당신은 즉시 입원치료를 주선하고, 동요하는 멘토에게 우울증의 인식 및 관리에 대한 교육을 실시한다. 두 번째 멘티는, 멘토는 "좋은 사람이다" 하지만 그들 연구 관심의 새로운 분야를 다룰 준비가 되어 있지 않다고 말한다; 멘토링 코디네이터와의 간단한 토론 후에, 당신은 멘티가 그 문제에 대해 멘토와 논의하게 한다; 그렇게 한 후, 양자는 재선정에 동의한다. 문제의 첫 번

째 멘토는 대학원 1학년 학생들을 "돌보느라" 바쁘다며 짜증낸다. 당신은 멘토링 코디네이터 및 그와 그 문제에 대해 논의하고 (그에게는 나중에 시니어 동료에 대한 멘토링을 고려할 것을 조언하면서), 그의 멘티가 다른 적당한 멘토와 연결되도록 돕는다.

문제의 두 번째 멘토는 당신에게 그가 (멘토와의 만남에 영향을 줄 수 있는) 개인적인 몇 가지 가족문제를 겪고 있다고 털어놓았으며, 당신은 멘토의 가족문제가 해결될 때까지 그의 멘티를 위한 대체 멘토를 찾기로 결정한다.

2 *한 멘티가 합의된 과업을 세션 시간 내에 완료하는 데 반복적으로 실패.* 인터뷰에서, 아주 밝은 멘티는 마지못해 약간 심한 난독증 및 심한 쓰기장애를 보고하는데(프로그램에 처음 참가할 당시에는 밝히지 않은 장애들임), 이것은 그가 앉아서 몇 단어 이상도 쓸 수 없게 한다. 멘토링 코디네이터와 논의 후, 멘티에게는 다른 방법으로 보고하게 하면서 지속적인 교육지원을 받게 했다. 이후 멘티는 잘 성장하고 있다.

3 *멘토링 미팅이 (이유 없이) 중지되는 사례 발생.* 당신은 멘티와 인터뷰하여, 그들이 연구 경력에 대한 관심을 잃었고, 더 이상 클래스에는 가지 않으며, 내년에는 전문의 수련과정에 참가할 것임을 확인한다.

당신은 멘토링 코디네이터에게 통보하며, 그는 자신의 상황 변화를 멘토와 논의하지 않은 멘티를 꾸짖고, 멘티의 중단에 대한 관찰 및 진단을 하지 않은 멘토 또한 꾸짖는다.

4 *멘토의 연구 관심사에 봉사하느라 자신의 연구 관심이 쇠락했다는 멘티의 불만.* 문제의 멘토는 적극적인 성격으로 세계적으

로 유명한 연구자이다; 일반적으로 그의 멘티들은 그의 뜻에 순종하고, 그들의 연구에 그의 아이디어를 기꺼이 받아들이며, 그의 콘텐츠 및 방법론적 영역 내에서 효과적으로 멘토링을 받고, 결국 매우 성공적인 학자가 된다. 멘토링 코디네이터와 협의 후, (쌍방) "무과실" 결별이 결정되었고, 해당 멘티는 새로운, "비지시적인(non-directive)" 멘토를 만나 잘 성장하고 있다.

5 *멘티의 원래 아이디어에 대한 연구를 설명하는, 그리고 그녀가 그 연구의 대부분을 수행한 논문에 대해, 그녀의 멘토가 책임 저자임을 주장한다는 멘티의 불만.* 프로젝트의 시작 단계에서 저자에 대한 아무런 사전 서면 합의가 없었음을 확인하고, 당신과 멘토링 코디네이터는 그 건을 학과장에게 인계하며, 학과장은 조사 후 멘티의 주장이 사실임을 확인하고 멘티를 책임 저자로 복원한다. 비록 다른 멘토에게 연결된 것에 대해 깊이 감사하고 있지만, 멘티는 시니어 학자에 대한 커지는 불신을 고백하고, 결국 완전히 다른 도시에서 다시 임상 경력을 시작한다.

6 *멘토가 자신의 연구 아이디어를 훔쳤다는 멘티의 주장.* 당신은 멘토링 코디네이터에게 통보하고, 그는 즉시 (그러나 비밀리에) 학과장에게 보고한다. 학과장은 즉시 해당 멘토를 접촉한다.

7 *멘토에 의해 괴롭힘을 당하고 있다는 멘티의 주장.* 당신은 멘티를 인터뷰하면서, 그들의 주장을 문서화하고, 대학의 따돌림 정책 및 절차에 대해 교육하고, 그를 즉시 해당 서비스에 연결하고, 멘토링 코디네이터에게 해당 내용을 알려준다.

8 *멘토로부터 성희롱을 당했다는 멘티의 주장.* 멘티를 즉시 "안전한 장소"로 안내하고, 멘토링을 취소하며, 대학의 성희롱 팀과 옴부즈맨과 접촉하고, 멘토링 코디네이터에게 알려준다.

9 *멘티가 자신의 의견이나 제안에 응답하지 않는다는 멘토의 걱*

정. 당신은 문제를 제기한 멘토와 만난다; 그는 해당 멘티가 그를 괴롭혔던 이전 "멘토"와의 나쁜 경험을 갖고 있으며, 그 멘토가 자신의 지적 재산권 또한 훔친 것으로 인식하고 있다고 말한다. 멘토는 이것이 (그녀를 포함하여) 사람을 신뢰하는 멘티의 능력에 영향을 준 것으로 생각한다. 또한 당신은 그것을 인정한 멘티와 상의한 다음, 멘토와 멘티가 소통에 관한 워크숍에 참석하기를 장려한다; 당신은 3개월마다 그들을 점검한다. 후속 회의에서, 당신은 멘티를 위한 추가 지원이 필요하다고 판단하고, 추가 정서적 지원을 위한 임상심리학자에게 그들을 안내한다.

10 *멘토-멘티가 함께 살고 있다는 소문.* 부드럽고 비밀스럽게 해당 멘토를 인터뷰하고, 그 소문이 사실로 확인되는 경우, 멘토링 코디네이터에게 해당 멘토십의 해산을 요청하고, 새 멤버를 할당한다.

많은 이러한 상황들에서, 멘토링 코디네이터가 좀 파헤칠 필요가 있음을 주목한다. 표면적으로, 이러한 문제는 멘토나 멘티의 나쁜 행실로 인한 것으로 인식될 수 있지만, 문제에 대한 정확한 진단 및 적절한 개입 방법의 결정을 위해 추가 수집 데이터가 필요할 수 있다.

참고문헌

1. The Writing Center. Writing anxiety. Available at: http://writingcenter.unc.edu/handouts/writing-anxiety/. Accessed December 2012.
2. The Writing Center. Handouts. Available at: http://writingcenter.unc.edu/handouts/. Accessed December 2012.

제 6 장 멘토십 프로그램을 시작 및 지속하는 방법

시나리오

크고 바쁜 임상 부서(200명의 교수진 및 10개의 임상과)의 임상 교수로서 첫 해를 보낸 연말, 당신은 학과장과 연간 활동에 대한 논의를 방금 끝냈다. 학과장은 당신이 새로 임용된 한 교수에게 대단히 잘 하고 있으며, 그 교수도 당신으로부터 큰 안정감을 느끼고 있다고 말했다. 비록 당신은 당신이 꽤 잘 했다고 생각하지만(사실 지난해 당신은 동료-평가 개발 연구비를 받았고, 제1저자 논문 2건 및 공동저자 논문 4건은 언론에 게재됐다. 또 당신은 임상 서비스 시간을 즐기고, 의과대학생 및 레지던트들은 당신에 대해 상당히 좋은 평가서를 제출했다), 당신은 시간 부족의 압박감이 있고, 일과 삶의 균형에 대해 걱정하며, 성공적인 학문 경력을 위한 "바른 길로 가고 있나"에 대해 의문을 갖고 있다.

당신은 부서의 여러 선배들로부터 격려를 받고는 있지만, 그들이 얼마나 바쁜지 알고 있기 때문에 그들의 꽉 찬 일정 속에 당신에 대한 조언을 요청하기를 원치 않았다. 하지만 요즘은 당신이 참석했던 학술회의의 멘토십 워크숍에 고무되고 학과장의 칭찬에 용기를 얻어, 부서의 공식적인 멘토십 프로그램이 부족한 것이 우려된다고 학과장에게 말했다. 학과장은 당신이 멘토링에 대한 증거를 검토하고 그것들의 사례를 만들 것을 요청했다. 당신은 그 결과를 학과장에게 제시했고(제1장 참조), 학과장은 지금 당신에게 성공적인 멘토링 프로그램을 개발하도록 요청한다.

이 시나리오는 제1장의 시작 및 끝부분의 그것과 유사한 것이다. 여기 제6장에서는 멘토링 프로그램을 계획 및 구현하는 방법에 대해 다룬다. 제7장에서는 당신의 기관에서 이 프로그램을 평가 및 지속하는 방법에 대해 다룰 것이다.

멘토링 프로그램의 계획 및 구현에 대한 접근방식을 설명하면서, 우리는 좀 더 최근 논문을 식별하기 위한 최신의 검색 방법을 통해 업데이트된, 멘토십에 대한 세 가지 체계적인 검토(중간 수준의 증거)[1-3]를 설명할 것이다.

이 업데이트는 교수진 멘토링 프로그램 개발에 초점을 맞춘, 추가의 네 개의 관련 연구를 식별했다(두 가지 설문조사[4, 5]를 통해: 하나는 실증적 연구[6]이며, 다른 하나는 질적 연구[7]임). 앞에서와 같이, 우리는 서로 다른 멘토십 프로그램이나 서로 다른 교육 프로그램을 비교하는 어떤 무작위 임상시험도 찾지 못했다.

멘토링 프로그램을 구현하는 우리의 접근방식은 계획된 행동에 대한 30개 이상의 이론을 검토하여 도출한 '실행 개념틀(action framework)에 대한 지식(knowledge)'[8]으로 설명할 수 있다. 이 모델에서(그림 6.1), "중심 지식 창출 깔때기(central knowledge creation funnel)"는 지식의 생성 및 합성을 나타내며; 그것은 제1장에서 설명된 멘토십을 지지하는 지식이다. 주기의 "행동" 부분은 의료 시스템 및 그룹의 변화를 꾀하는 방법과 관련된 "계획된 행동" 이론에 근거한다.

이 실행 주기에는 문제의 식별 또는 필요한 평가의 완료; 지식 사용의 결정요인 평가; 중재의 선택, 다듬기 및 시행; 지속적인 지식 사용을 보장하기 위한 전략 결정 등이 포함된다. 우리는 멘토링 프로그램을 개발하면서 이 방법이 유용함을 발견했다[9].

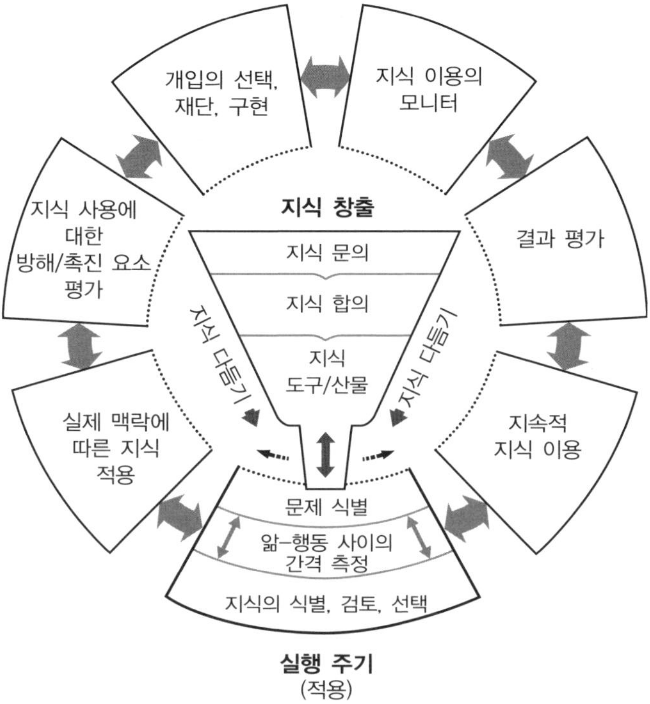

그림 6.1 실행 주기에 대한 지식

자료 출처: Graham ID, Logan J, Harrison MB, Straus SE, Tetroe J, Caswell W, Robinson N. Lost in knowledge translation: time for a map? J Contin Educ Health Prof. 2006; 26(1): 13–24. (John Wiley and sons의 허가)

당신 부서에 대한 멘토십의 필요성을 평가하는 방법은?

일단 당신이 멘토링은 실보다는 득이 많다고 판단하면(제1장에서 제시한 증거에 기반하여), 다음 단계는 사람들(특히, 학업 계발의 초기 단계에서 그것의 혜택을 많이 받을 사람들)에게 멘토링을 제공하기 위해 당신 부서가 필요로 하는 것이 무엇인지를 파악하는 것이다. 이 단계를 성공하려면, 이러한 필요/요구를 파악하고 정량화하기 위한 "적절한"

도구를 "바르게" 사용할 줄 아는 사람이 필요하다. 이러한 기준으로 선정된 사람은 관련 경력경로의 교수(예: 임상의 교육자*/임상의 과학자/임상의 관리자), 다양한 계층(예: 주니어, 중간 경력, 시니어 교수) 및 관련 학술 관리자(예: 과장, 학과장 등)를 포함하는 "이해관계자 자문 그룹(stakeholder advisory group)"을 구성하는 것이 좋다. 초청 교수는 이미 우수한 멘토로 인정받는 사람(예: 멘토링상 또는 교수상 수상자)들, 이 프로그램에 강력한 지지를 표명하는 사람들(지역 지지자로서의 역할을 할 수 있는 사람)을 포함해야 한다. 마지막으로, 이 그룹에는 그들이 수행하는 일을 문서화하는 사무국의 설치 및 요구에 대한 평가를 위해 적절한 도구를 사용할 줄 아는 파견 직원이 지원되어야 한다.

이 요구 평가는 현재 멘토링 프로그램과 더 바람직한 멘토링 프로그램 간 격차의 크기 및 특성을 확인하기 위해 체계적인 절차를 따라야 한다[10]. 이 격차는 대상 그룹의 구성원들이 필요하다고 말한 것[소위 "체감 요구(felt needs)"], 그들이 그 요구의 충족을 위해 이미 행하고 있는 방법["표명 요구(expressed needs)"], 우리와 같은 전문가 그룹이 그들에게 정말로 필요할 것으로 제안하는 것["기준적" 요구(normative needs)] 및 그들의 요구를 다른 기관의 다른 그룹과 비교하는 방법["상대적" 요구(comparative needs)]의 관점에서 유용하게 설명될 수 있다[10].

체감 및 표명 요구에 대한 평가는 조직 및 개인 수준의 요구를 유효하게 식별할 수 있으며, 그것은 문서검토, 설문조사, 인터뷰, 관련 개인

---

* 문헌 검토에서(제1장에서 논의된 바와 같이), 우리는 임상의 교육자는 임상의 과학자보다 멘토를 가질 확률이 훨씬 낮으며, 승진에도 더 긴 기간이 소요된다는 것을 발견했다(비록 이 두 사실이 인과적인 관련이 있는지는 분명하지 않지만). 그럼에도 불구하고, 이 증거는—멘토링 프로그램을 개발할 때—무시되고 있는 그룹(이 경우, 임상의 교육자)에 대한 특별한 관심이 필요함을 말하고 있다.

의 포커스그룹 등을 포함하는 많은 형태를 취할 수 있다.

가령 기관 수준에서의 요구 평가는 모든 교수에 대한 설문조사(예를 들면, 얼마나 많은 수가 멘토를 원하는지를 확인하기 위해), 관리자들에 대한 설문조사(예를 들면, 멘토십의 필요성에 대한 그들의 인식을 확인하기 위해), 교수진의 연례보고서 및 이력서 검토(생산성 및 멘티 감독에 대한 평가를 위해), 승진 및 임기에 대한 제도적 기준 검토(예를 들어, 멘토십이 승진 및 임기의 결정에서 높이 평가되었는지를 확인하기 위해) 등을 포함할 수 있다. 개인의 수준에서도, 요구 평가는 유사하게 설문조사(예: 학업적 자기효능감 및 멘토에 대한 만족도 조사를 위해), 포커스그룹 또는 인터뷰(예: 멘토링 관계의 질을 조사하기 위해), 이력서 및 연간 활동 보고서의 평가(승진 및 생산성을 평가하기 위해)를 포함할 수 있다. 또한 교수진의 설문조사는 멘토나 멘티가 될 준비의 정도 및 학술적 관심을 이해하는 데 사용될 수 있다; 나중에 이 데이터는 멘티가 멘토를 찾을 때 검색하게 될 멘토 데이터베이스의 역할도 할 수 있다.

멘토십 요구(체감, 표명, 기준, 또는 비교 요구)를 평가할 도구는 없으나, 우리는 그 잠재적인 도구를 설명하고 있는 두 편의 논문을 발견했다[4, 11]. 미치 펠드만(Mitch Feldman)과 동료들이 개발하고 UCSF에서 네 개의 전문대학원 교수진에게 멘토십에 필요한 인식과 요구들을 알아보기 위해 설문조사를 실시한 논문이 그 하나이다[4]. 이 도구는 인구통계에 대한 질문, 현재의 멘토링 관계(멘토와의 논의 주제, 멘토의 식별, 멘토십의 관련 과제 등 포함) 및 학술적 자기효능감을 포함한다. 학술적 자기효능감에 대한 정의 및 평가는 직업적인 목표와 관심 식별 및 UCSF에서의 발전과 승진을 위한 요건 식별과 같은 학업능력의 평가를 포함한다[4]. 이 조사에서 확인된 멘토링에 대한 교수들의 불만은 UCSF

에서 교수 교차(cross-faculty) 멘토링 프로그램이 생기는 계기가 되었다. 회색문헌(grey literature)*에 대한 검색에서, 우리는 멘토십 및 멘토 데이터베이스 구축, 이 둘 모두의 필요성을 평가할 수 있는 다른 도구를 확인했다. 예를 들어, 캐나다 오타와대학의 의학부 교수들은 연구 및 원고 작성과 같은 특정 분야에 대한 역량을 평가할 수 있는, 예비 멘토와 멘티를 위한 양식을 개발했다[12]. 그러나 이 도구가 성공적인 멘토링에 미치는 영향에 대한 자료는 없다. 요구 분석을 위한 도구를 선택할 때는, 독자가 사용자 친화적인 간단한 질문지를—이 질문지는 대상 교수진과 연수생이 사용할 수 있는 제한된 시간과 정보 요구 사이의 균형을 맞춘 것이다—만들어서 사전 테스트한 것을 선택하는 것이 좋다.

그리고, 즉시 질문지 작성을 완료하고 제출하는 사람들과 늦게 제출하는 사람들은 서로 다른 의견을 제공한다는 충분한 증거를 감안할 때, 비제출자에 대한 후속조치는 제출률이 80%를 초과할 때까지 적극 수행해야 한다.

멘토십 프로그램의 구현에 대한 방해 및 촉진 요소의 평가 방법은?

다음 단계에서는 멘토십 프로그램의 구현을 방해 및 촉진하는 요인을 파악한다. 조사 결과는 문헌 자료를 이용하여 보완할 수 있다. 예를 들어, 제2장에서 설명했던 멘토십에 대한 장벽은 개별 수준(멘토와 멘티) 및 기관 수준 모두에서 발생했다. 개별 멘토 수준에서 그것들은 시간 부족, 멘토십을 위한 학점 부족, 경험 부족, 그들의 멘토링 능력에 대한

* [역주] 상업적 인쇄 업자들에 의해 만들어지지 않은 정부, 학회, 회사들에 의해 발생된 문헌

신뢰 부족 등을 포함한다[3, 13, 14]. 개별 멘티 수준에서 그것들은 시간 부족, 유사한 학문적 관심을 가진 멘토의 가용성 부족, 멘티로서의 경험 부족 등을 포함한다.* 기관의 수준에서 그 방해 요소는 멘토링의 중요성에 대한 인식의 부족, 멘토링 및 멘토에 대한 교육 기회의 부재, 멘토링 프로그램을 지원하는 자원의 부족 등이다[3, 13, 14].

특히, 마지막 증거는 설문조사, 인터뷰, 포커스그룹에서 다룰 문제를 선정하는 데 사용될 수 있다. 그 답변들은 당신 기관의 멘토십 구현에 대한 가장 중요한 장벽 및 촉진자를 식별함으로써[이는 종종 그 개입을 지역 환경에 맞게 "맥락화(contextualizing)"하는 것으로, 구현 및 교육 문헌에 기술되어 있다], 당신이 그 장벽을 극복하고 촉진자를 활용하는 전략을 수립할 수 있게 한다.

멘토십 프로그램을 개발 및 구현하는 방법은?

요구 평가의 결과와 지역적 장벽 및 촉진자에 대한 식별은 멘토링 프로그램의 '기본적인' 설계 및 개발을 위한 기초를 형성한다.

1 당신 프로그램을 공개적으로 옹호하는 지역의 오피니언 리더(또는 "멘토십 지지자")를 확인하기 위해, 그리고 현재의 잠재적인 멘토를 식별 및 그들 부서 내에서 그들의 발전을 지원하기 위해 요구 및 장벽 평가를 사용한다[9].

"멘토십 지지자"가 학과장 또는 과장이 될 수도 있지만, 이들은 지지와 자원의 통제를 혼동할 수 있으며, 자원봉사 멘토가 이들의 권유

* 제1장에 설명한 바와 같이, 문헌 검토를 통해 우리는 멘토의 부족은 소수의 임상의교수 및 소수의 시니어 교수진을 가진 작은 기관의 경우 까다로운 문제일 수 있음을 알았다.

에 응답할지 여부를 결정하기가 어려울 수 있다. 또한 이들 지지자는 문제가 있는 멘토십(제5장 참조)을 감지, 치료 및 필요 시 해산하는 전략을 개발 및 사용할 수 있다.

2 멘토가 될지에 대한 결정, 유능한 멘토와 멘티의 특성에 대한 이해, 멘토와 멘티 매칭, 멘토링 미팅의 실행, 멘티와 멘토 사이의 소통 최적화, 멘티 '경력의 진전' 추적을 위한 전략과 전술의 개발, 대상 청중들(멘토와 멘티 포함)이 지정한 다른 주제 등과 같은 문제를 다루는, 고도로 상호작용하는 소그룹의 워크숍을 설계 및 개최한다.

3 공식적인 멘토 교육과정을 만들거나, 다른 곳에서 진행되는 과정에 미래의 멘토를 후원한다. 그리고, 당신 기관에서 유사한 워크숍을 개발하기 위한 자원을 그들에게 제공하는 것을 고려한다.

4 멘토와 멘티를 위한 인쇄 및 온라인 교육자료를 제작 또는 복제한다; 그것들은 멘토 체크리스트, 멘티에 대한 계약, 개인 계발 계획 및 진행 보고서(예: 이 책 및 우리의 웹사이트에서 제공하고 있는)를 포함할 수 있다.

5 멘토링의 성공을 문서화 및 평가하는 편리한 시스템을 구축한다.

6 승진 및 임기 등에서 멘토링이 더 높게 평가되게 하기 위해 학장 및 기타 관료에게 로비한다; 이는 연간 활동 보고서 및 학술 이력서에 멘토십을 포함하는 것과 관련이 있다.

7 성공적인 멘토링을 축하하고 상을 주는 기타 제도적인 전략을 만든다.*

8 채용 과정의 일환으로 예비 교수에게 멘토십에 대해 논하도록 함으로써 이 문화적 변화를 촉진한다.

---

* 학과장과 학장이 데이브 새킷에게 그들 기관의 성공을 위해 멘토가 얼마나 중요한지를 말할 때, 그는 그들에게 왜 (그러한 관점에서) "최고" 멘토가 제공되지 않는지를 물었다.

이 가용한 증거를 기반으로, 우리는 멘토십 프로그램이 여러 구성요소(위 목록에서 설명된 일부 요소를 포함하여)를 가지며 공식화되는 것을 추천한다[3]. 모든 교수진에게는—그들의 경력경로(예: 임상의, 임상의 교수, 임상의 연구자, 임상의 관리자) 및 그 단계와 관계없이—멘토가 제공되어야 하는데, 이는 주니어 교수의 요구는 그들의 시니어 동료들과 명확하게 다르다는 것과, 임상의교수는 임상 교수와는 다른 멘토링을 원하거나 필요로 할 수도 있음을 인정하는 것이다.

제1장에서 논의된 바와 같이, 실제로 보다 진보한 교수들의 멘토링 요구는—그들이 자신들의 경력경로에 대한 큰 변화를 고려할 높은 가능성 및 새로운 리더십 역할을 맡을 높은 가능성에도 불구하고—종종 기관 내에서 무시된다.

자원이 부족한 경우, 주니어 교수에 대한 멘토링에서 시작하여 시간이 지남에 따라 더 많은 시니어 동료로까지 확대하는 것이 이치에 맞다(그리고 여기서 동료 멘토링이 시작된다). 또한 제3장에서 언급한 바와 같이, 원거리의 팀 멘토십이나 멘토십이 개별 멘티의 요구 충족을 위해 고려될 수 있다(원거리 멘토와 멘티 사이의 연간 대면 만남을 지원하기 위한 자금지원과 함께)[13].

멘토링 계약(관계에 대한 책임을 요약하고, 멘토와 멘티가 서명한)의 사용에 대한 설명이 존재하지만, 그것의 장점은 불분명하다(낮은 수준의 증거)[1, 3].

멘토와 멘티의 진행 보고는 그들의 책임 완수를 촉진하는 데 유용할 수 있지만 그 내용은 비밀로 유지해야 한다. 학부 또는 학과는 교수들이 제출하는 연간 활동 보고서에 (지난 한 해 동안 자신의 멘토를 만났는지, 또는 그들이 멘토와의 관계의 질에 대해 코멘트를 할 수 있을지와 같은) 몇 가지 항목이 포함되도록 요구할 수 있다.

또한 그들은 멘토에게 장기 및 단기 목표를 포함하는 다른 교수들의 연간 활동 보고서에 대한 검토 및 그것이 학과장에게 제출되기 전에 서명할 것을 요구할 수 있다.

그러나 우리는 (작성해야 할 각각의 많은 양식이 효과적인 멘토링에 대한 또 다른 장애물임을 의미하는 것처럼) 지나치게 관료적 멘토링 과정을 만드는 것에 대해 강하게 경고한다. 진행에 대한 기록 및 문서화보다는 멘토링 자체에 많은 시간을 보내는 것이 낫다.

몇몇 교육기관들에는 현재 문서화된 여러 멘토십 프로그램이 있으며, 그들 중 일부의 URL이 이 장의 끝부분에 소개되었다(그리고 우리의 웹사이트 www.mentorshipacademic medicine.com에서 최신 상태로 유지된다). UCSF의 미치 펠드만이 만든 멘토링 프로그램은 특별한 관심을 받을 가치가 있다: 그것은 네 개의 전문대학원(의학, 간호, 약학, 치과)에 걸쳐 주니어 교수(부교수까지의)들을 대상으로 하며[4], 각 학부 또는 학과 내의 멘토십 촉진자를 포함하고, 멘토와 멘티 모두에 대한 교육 세션을 구현했고, 멘토링의 성과에 대한 연간 시상을 제정했다. 다행스럽게도, UCSF 교수진에 대한 2010년 설문조사에서 멘토링의 가용성 및 질 모두에 대한 만족도는—멘토링 프로그램의 시작 이래로—증가한 것으로 나타났다[16].

또한 NIH의 자금지원을 받는 '임상 및 중개 과학연구소(Clinical and Translational Science Institute)'의 일환으로, 이 그룹은 중간 경력 및 초기 시니어 임상의를 교육하기 위한, 또한 멘토링의 기술과 과학의 중개연구 교수를 교육하기 위한 멘토십 프로그램을 개발했다[5, 17]. 그것은 효과적인 멘토링의 전략 및 전술뿐만 아니라 도구(즉, 세부 사항)가 되는 멘토를 위한 사회심리적 지원에 초점을 맞추는 사례 기반의 세미나를 사용한다. 이 과정을 수료한 26명의 참가자에 대한 전/후 설문조사에서 평가된, 그리고 38명의 졸업생에 대한 최대 3년의 추적관찰을 통해 보완된 멘토십 프로그램에 대해, 대부분의 사람들은 그것이 자신들의 멘토십 능력에 영향을 주었으며 멘토링에 대한 그들의 자신감 또한 강화한 것으로 느꼈다(아직 채용, 유지, 또는 경력 생산성에 대한 데이터는 가용하지 않다). 또한 이 프로그램은 멘토십을 지원하는 추가적인 자원 및 도구(개별적인 개발 계획과 같은)를 제공하는 웹사이트를 주관한다[5]. 비슷한 멘토십 개발 프로그램이 클리블랜드 클리닉(Cleveland Clinic)에서 시작되었다(비록, 현재까지 그에 대한 어떠한 평가도 없지만). 이 책의 웹사이트에서는 이들 프로그램에 대한 업데이트가 제공된다.

일단 만들어지면, 에너지는 그것을 진화, 개선 및 유지하기 위해 작용하며, 이는 멘토십 프로그램 및 그 영향에 대한 모니터링을 요구한다. 그러한 문제는 제7장에서 다룰 것이다.

연구에서의 차이들

멘토링 프로그램의 개발에 대한 증거의 대부분은 서술적인 것이며, 우리의 노력을 유도하는 정량적 데이터는 거의 없다. 예를 들어, 멘토링의 필요성 평가를 위한 정밀하고 정확한 도구, 멘토링 프로그램의 구현을 위한 최적의 전략 관련 지식, 그것들을 서로 다른 환경에 적용하는 방법 등을 갖는 것은 유용할 것이다. 이것은 멘토십에 관심을 갖는 기관들이 멘토링 프로그램의 설계 및 다중 장소(multi-site)에서의 평가를 함께 수행할 수 있는 훌륭한 기회를 제공한다. 이 평가에 질적 요소를 포함하는 것은 우리의 모든 멘토링 프로그램의 "활동적 성분"(가장 효과적인 요소)에 대한 우리의 이해를 향상시킬 것이다.

결론 및 시나리오 분석

당신은 임상 부문에 걸친 당신의 학과, 경력경로 및 모든 직급 내의 교수진 대표와 함께 자문 그룹을 구성한다. 더불어, 당신은 멘토링의 장벽 목록을 포함하는 요구 평가서(박스 6.1)를 작성하고, 응답자에게 1에서 5까지의 리커트 척도를 이용하여 각각의 중요도를 평가하도록 요청한다. 당신의 그룹은 학과의 모든 구성원에게 학과장의 소개글을 포함하는 설문조사를 이메일로 발송한다. 설문조사를 정상적으로 완료하기 위해 최초 메일 발송 후 1~2주 후에는 알림 메일이 발송되고, 응답률이 88%가 될 때까지 추가적인 이메일 및 전화가 사용되었다.

당신의 그룹은 모든 경력경로 교수 20명이 참여한 설문조사 결과를 교수들과의 인터뷰를 설계하기 위해 사용했다. 또 설문조사와 인터뷰 결과를 다음 내용이 포함된 멘토링 프로그램을 만드는 데 활용했다.

1 멘토십에 대한 권한 위임을 분명히 명시하는*, 그리고 그것의 개발 및 구현(학과장의 승인과 함께)을 위한 가이드라인을 설정하는 정책 수립
2 각 부서별로 멘토십 촉진자(운영자) 확인 및 지정. 각 부서별로 이러한 사람은 설문조사를 통해 확인되었으며, 학과장과의 후속 인터뷰 및 토론을 통해 승인된다. 각 촉진자(운영자)는 그들과의 멘토십 지원자로서의 역할을 하고, 멘토와 멘티 사이의 연결을 용이하게 하며, 멘토십 툴킷과 같은 멘토십을 지원하는

* 이 책의 웹사이트(www.mentorshipacademicmedicine.com)에는 정책 문서 샘플에 대한 많은 수의 링크가 포함되어 있다. 독자들은 무에서 창조하기보다는 이들 자료를 검토하는 것이 좋다.

자원에 대한 접근을 제공한다. 또 그에게는 학과의 멘토십 워크숍 참석을 장려하고, 문제가 있는 멘토링을 위한 중재자로서의 역할을 한다. 약간의 논의 후, 학과장은 각 촉진자(진행자)를 위한 급여 인상 및 파트타임 보조인력을 지원한다.

3 학과의 신임 및 주니어 교수는 프로그램 첫 1년 이내에 멘토를 확인하고, 그 사람과 정기적으로(특히 연례 교수 직위 심사 2개월 이내에) 만남에 전념해야 한다. (당신의 학과장은 각 구성원과 함께 연례 교수 직위 심의를 검토한다.)

4 매년 가을 당신 학과에서 개최하는 신임 교수를 위한 연간 오리엔테이션 미팅에 포함될, 학과장 및 자문 그룹의 한 멤버에 의한 멘토십 프로그램에 대한 발표의 개발

5 부서의 모든 과에 걸쳐서 사용될 멘토십 자원의 핵심 그룹 생성. 그것은 다음을 포함한다:

a) '멘토십 진행자'에게 멘토와 멘티의 연결을 용이하게 하기 위한 그들의 역할과 전략을 교육하는 워크숍. 전략은 멘토 데이터베이스에 대한 접근 및 "스피드 멘토링"을 위한 부서 모임 및 비공식적 사교 모임을 포함한다. 학과장은 과 관리자와 함께 각 과 내의 네트워킹 활동을 위해 1,500달러를 제공했다.

b) 각각의 역할과 책임 및 커뮤니케이션 전략에 대한 논의를 포함하는, 멘토와 멘티를 위한 워크숍

c) 멘토 및 멘티를 위한 인쇄된 그리고 웹 기반의 교육 자료. 이는 제4장에서 소개된 멘토링 미팅 체크리스트, 멘토링 가이드라인, 수정된 연간 활동 보고서 및 수정된 학술 이력서(멘티의 수, 수상 및 출판과 같은 멘토십의 결과를 포함하는 문서화된 멘토십 기록이 있는)를 포함한다. 또한 수정된

연간 활동 보고서(이 보고서는 각 부서의 구성원에 의한 작성이 요구되며 과 관리자 및 학과장이 검토한다)는 해당 문서가 멘토와 멘티가 이미 검토 및 논의했음을 나타내는 부분을 포함한다.

d) 멘토링 "이야기". 이는 효과적인 멘토십 및 "문제의 멘토십" 모두의 사례를 제공한다.

6 승진 및 임기에서 가치를 평가받는 멘토십

7 멘티들에 의해 지명되는 멘토십상(mentorship award) 제정

박스 6.1 요구도 평가 도구

1 당신은 멘토가 있는가?

2 멘토를 할 의향이 있는가?

3 뛰어난 멘토라고 생각하는 교수진의 이름과 이메일 주소를 적는다.

4 당신이 속한 기관에 대한 아래의 잠재적 장벽 각각의 중요도에 대해 당신의 평가를 표시한다.

	중요하지 않음	약간 중요	중요	매우 중요	아주 매우 중요
멘토의 멘토링 기술 부족					
당신과 같은 학문적 관심을 가진 적절한 멘토의 부족					

(계속)

	중요하지 않음	약간 중요	중요	매우 중요	아주 매우 중요
멘토와 멘티 사이의 지리적 거리가 너무 멀다					
같은 성별의 적절한 멘토 부족					
같은 인종/문화의 적절한 멘토 부족					
멘토는 멘티를 이용한다					
멘토는 연구비 및/또는 출판을 위해 멘티의 아이디어를 훔친다					
멘토는 멘티와 자원을 경쟁한다					
멘토는 멘티와 만날 충분한 시간이 없다					
멘티는 멘토와 만날 충분한 시간이 없다					
멘토는 멘티를 성적으로 괴롭힌다					
멘토는 멘티를 말로 학대한다					
멘토는 멘티의 활동을 지시한다.					
멘토에 대한 학술적 인정 부족					
멘토에 대한 재정적 인센티브의 부족					
승진 기준에 대한 멘토십의 포함 부족					

(계속)

5 질문 1에 '예'로 대답한 경우, 당신은 멘토가 당신의 경력 개발 및 성공에서 어떤 역할을 했다고 생각하는가? 다음의 항목에 대한 당신의 동의 정도를 표시한다.

	매우 반대	반대	동의도 반대도 않음	동의	매우 동의
a) 나의 멘토는 내 경력 개발에 부정적인 영향을 미쳤다					
b) 나의 멘토는 내 성공에 부정적인 영향을 미쳤다					
c) 나의 멘토는 내 성공에 긍정적인 영향을 미쳤다					
d) 나의 멘토는 내 경력 개발에 긍정적인 영향을 미쳤다					
e) 나의 멘토와 나는 나의 진전에 대해 논의하기 위해 정기적으로 만난다					
f) 나의 멘토는 내가 연구 기회와 관련하여 전략적일 수 있도록 도왔다					
g) 나의 멘토는 내가 연구비 기회와 관련하여 전략적일 수 있도록 도왔다					
h) 나의 멘토는 내가 학술회의에서 내 연구를 발표하는 데 있어 전략적일 수 있도록 도왔다					

참고문헌

1. Sambunjak D, Straus SE, Marusic A. Mentoring in academic medicine: a systematic review. JAMA 2006; 296; 1103–15.
2. Straus SE, Straus C, Tzanetos K. Career choice in academic medicine: a systematic review. J Gen Int Med 2006; 21: 1222–9.
3. Sambunjak D, Straus SE, Marusic A. A systematic review of qualitative research of the meaning and characteristics of mentoring in academic medicine. J Gen Int Med 2010; 25: 72–8.
4. Feldman MD, Arean PA, Marshall SJ, *et al.* Does mentoring matter? Med Ed Online 2010; 15: 5063.
5. Feldman MD, et al. Training the next generation of researchmentors. Clin Trans Sci 2009; 2: 216–21.
6. Dilmore TC, Rubio DM, Cohen E, *et al.* Psychometric properties of the Mentor Role Instrument when used in the academic medicine setting. Clin Trans Sci 2010; 3: 104–8.
7. Gusic ME, Zenni EA, Ludwig S, First LS. Strategies to design an effective mentorship program. J Ped 2009; 11: 173–4.
8. Graham ID, Logan J, Harrison MB, *et al.* Lost in knowledge translation: time for a map? J Cont Educ Health Prof 2006; 26: 13–24.
9. Straus SE, Graham I, Wong A, *et al.* Development of a mentorship strategy: A knowledge translation case study. J Cont Educ Health Prof 2008, 28: 117–22.
10. Lockyer J. Needs assessment: lessons learned. J Cont Educ Health Prof 1998; 18: 190–2.
11. Keyser DJ, Ladoski JM, Lara-Cinisomo S, *et al.* Advancing institutional efforts to support research mentorship. Acad Med 2008; 83: 217–25.
12. Mentorship assessment tool. Available at: http://www.medicine.uottawa.ca/genderequity/eng/mentoring.html. Accessed 25 May 2012.
13. Straus SE, Chatur F, Taylor M. Issues in the mentor-mentee relationship in academic medicine: qualitative study. Acad Med. 2009; 84: 135–9.
14. Straus SE, Johnson MO, Marquez C, Feldman MD. Characteristics of successful and failed mentoring relationships: qualitative study across two institutions. Acad Med 2013; 88: 82–9.
15. Johnson MO, Subak LL, Brown JS, *et al.* An innovative program to train health services researchers to be effective clinical and translational research mentors. Acad Med 2010; 85: 484–9.
16. UCSF Faculty Climate Survey, Executive Summary. Available at: http://academicaffairs.ucsf.edu/FacultyClimateSurvey/index.php. Accessed 21 August 2012.
17. Feldman MD, Steinauer J, Khalili M, *et al.* A mentorship development program for clinical translational scientists faculty leads to sustained, improved confidence in mentoring skills. Clin Transl Sci 2011; doi: 10.1111/j.1752-8062.2012.00419.
18. Blixen CE, Papp KK, Hull A, *et al.* Developing a mentorship program for clinician researchers. J Cont Educ Health Prof 2007; 27: 86–93.

이외에, 멘토십 프로그램에 대한 정보를 제공하는 다양한 조직과 기관은 이 책은 웹사이트와 다음 주소에서 찾아볼 수 있다:

http://www.americanheart.org/presenter.jhtml?identifier=3016094
http://www.medschool.vcu.edu/ofid/facdev/facultymentoring.html
http://www.uwosh.edu/mentoring/faculty/
http://www.umassmed.edu/facultyadmin/mentoring/index.aspx
http://gumc.georgetown.edu/evp/facultyaffairs/mentoringprogram/usefullinksonmentorships/46720.html
http://www.schulich.uwo.ca/humanresources/facultymentorship/files/Admin/MentorshipProgram.pdf
http://deptmedicine.arizona.edu/faculty_mentoring/getting-started
http://www.medicine.uottawa.ca/genderequity/eng/mentoring.html
http://www.medicine.uottawa.ca/genderequity/eng/mentoring.html
http://academicaffairs.ucsf.edu/mentoring/

제7장 멘토십 프로그램의 효과를 평가하는 방법

시나리오

당신 팀이 부서를 위한 멘토링 프로그램을 시작한 지 2년이 되었다. 새로 임용되는 모든 교수(및 보강되는 중간 경력의 교수)들은 멘토가 있고 서로 정기적으로 만나고 있는데, 부서 내의 공통된 의견은 그것이 성공적이라는 것이다("문제의 멘토링"이 한 팀 있었지만, 이는 신속히 진단 및 치료되었다). 멘토링 프로그램과 관련하여 주니어 교수들의 불만의 목소리가 많았던 다른 3개 부서의 프로그램 담당자들이 당신 부서의 것과 유사한 프로그램을 어떻게 시작할 수 있을지 방법을 알기 위해 당신을 찾아왔다.

당신이 학과장과 연례 검토를 하던 중에, 학과장은 우리의 멘토링 프로그램이 다른 3개 부서의 그것과 차이를 보이는 어떤 "확실한" 증거가 있는지를 당신에게 묻는다. 그녀는 3개월 뒤에 있을 부서별 멘토링 프로그램의 계속 실시 여부 결정을 위해 그 차이가 무엇인지 보여주는 보고서를 당신이 준비해주길 원한다; 그녀는 그 정보가 부서별 프로그램에 자금 지원을 계속할지 여부를 결정하는 데 사용될 것이라고 말한다. 당신은 그녀의 요청에 대한 응답으로 어떤 정보를 담은 보고서를 작성할 것인가?

이 장에서 멘토십 프로그램의 평가에 대한 접근방식을 설명하면서, 우리는 좀 더 최근 논문을 식별하기 위한 최신의 검색 방법을 통해 업데이트된, 멘토십에 대한 세 가지 체계적인 검토(중간 수준의 증거)에 기반한 문헌 검토를 이용할 것이다[1-3]. 멘토십 프로그램을 평가할 때, 관련 연구에 대한 저자의 대부분은 자신들의 연구(예: 리커트 척도를 사용하여 측정한, 멘토십 관련 만족도와 같은 결과에 대한 연구)를 위해 그들 스스로 개발한 설문지를 사용했다[1-3]. 일부 연구는 동료 평가 연구비 획득 및 출판물에 의해 측정된 연구의 생산성을 보고했다. 새로이 업데이트된 검색 자료에서, 우리는 멘토십의 효과를 측정하는 검증된 도구에 대해 설명하는 세 건의 연구[6-8] 및 멘토의 역량을 식별하는 네 번째 연구[9]를 만날 수 있었다.

제6장에서의 설명과 같이, 멘토십 프로그램의 구현에 대한 우리의 접근방식에는 30여 가지의 계획된 행동 이론에 대한 검토에 기반하는, 증거 구현을 위한 개념적 근거인 '실행 개념틀에 대한 지식(Knowledge to Action Framework)'[10]의 지식정보가 사용되었다; 우리는 그것이 멘토링 프로그램의 개발 및 평가에 유용함을 알게 되었다[11].

멘토십 프로그램의 효과를 평가하는 방법은?

멘토십 프로그램의 목적 및 효과 측정을 위해 잠재적인 전략 식별

평가 전략(방법)을 설정할 때 고려해야 하는 초기 문제는 멘토십 프로그램의 목적(멘티, 멘토 및 기관을 위한) 및 이들 목적과 당신의 측정 방법을 어떻게 배열할지 등이다. 예를 들어, 목적이 멘토에 대한 접근을 증가시키는 것인가? 임상 교수들이 받은 연구비 및 출판의 기회를 높이는 것인가? 교수진의 직무 만족도를 향상시키기 위한 것인가? 또는 교수진의 유지를 강화하기 위한 것인가? 이상적으로는, 이 모든 결과가 성취될 수 있도록 당신은 생산적이고 행복한 교수진을 육성하고 지원해야 한다.

우리는 멘토십 프로그램의 목표 선정에 대한 토론을 위해 표 7.1을 참조한다. 이 표는 다음의 세 소스로부터 작성되었다: 첫째, 우리는 Gusic와 그 동료들[12]의 연구자료를 사용했다 — 그들의 연구자료는 멘토십 프로그램의 잠재적인 성과(직업 만족도, 프로그램 만족도, 직업 생산성, 교수직 유지 등)를 설명하기 위한 미국소아과학회(American Pediatric Academic Society)의 회의 기간 중에 개최된 워크숍에서 진행된 멘토십 관련 토론자료를 이용했다; 둘째, 우리의 문헌 검토를 기반으로 이 목록을 확장했다; 셋째, 구조, 프로세스 또는 결과의 측정에 따라 분류하기 위해 Donabedian 프레임워크를 사용했다(표 7.1)[13]. 이러한 각각의 측정에서, 우리는 데이터 수집을 위한 잠재적인 전략(방법)을 발견했다.

구조적 측정은 서비스 제공(예를 들어, 멘토 및 멘토십 워크숍 제공 등)의 구조적 측면에 초점을 둔다. 프로세스(과정) 지표는 멘토십의 경험에 따른 직무 만족도 등과 같은 멘토십의 도달요소에 초점을 둔다. 결과(성과) 지표는 학문적 생산성, 승진 및 임기, 교수직 유지 등과 같은 멘토십의 궁극적인 목표를 참조한다. 이러한 측정은 기관 또는 개인(멘토 및 멘티 포함)에게 적용할 수 있다.

기관의 수준에서의 구조적 측정은 기관 내에서 멘토의 가용성 또는 멘토링 워크숍의 가용성을 포함한다. 이러한 성과를 측정하기 위해, 당신은 멘토가 되는 것에 관심이 있는 교수진, 멘토를 가지고 있는 교수의 비율, 기관 내에서 가용한 멘토링 워크숍의 수 등에 대한 데이터를 수집할 수 있다. 데이터 수집은 교수진에 대한 설문조사 또는 연간 활동 보고서에 대한 검토를 통해 가능하다.

표 7.1 멘토십 프로그램의 목표 및 그 성과를 측정하는 방법

A. 기관		
기관의 구조		
목표	**측정 대상**	**측정 방법**
멘토링 프로그램의 존재	존재하는가?	부서 및 멘토링 프로그램 연례 보고서
멘토 교육의 가용성	멘토링 워크숍의 수와 내용	교수진과 연수생에 대한 설문조사
옴부즈맨의 존재	존재하는가?	옴부즈맨 연례 보고서
기관의 프로세스		
목표	**측정 대상**	**측정 방법**
멘토링에 참여	멘토의 수 멘토가 있는 교수 및 연수생의 수	부서 및 멘토링 프로그램 연례 보고서 교수진과 연수생에 대한 설문조사
멘토링 관련 미충족 요구 충족	멘토를 가지고 있지 않지만 가지기를 원하는 교수 및 연수생의 수	교수진과 연수생에 대한 설문조사
멘토 교육에 참여	멘토링 교육 프로그램에 참여했던 교수진의 수 교육 중에 있는 멘토의 수	멘토링 프로그램 출석일지 및 연례 보고서
옴부즈맨의 참여	그들에게 제기된/제기되지 않은 문제들의 수, 유형 및 처리	옴부즈맨 연례 보고서 멘토와 멘티에 대한 설문조사
멘토링에 대한 보상	부서 및 기관 차원에서 승진 및 종신 재직권 심사 시 멘토링의 가치 인정 멘토에 대한 "특전" 및 특권	승진 및 종신 재직권에 대한 부서 및 기관의 기준 검토 멘토에 대한 설문조사

표 7.1 멘토십 프로그램의 목표 및 그 성과를 측정하는 방법 (계속)

기관의 성과		
목표	**측정 대상**	**측정 방법**
멘토의 유지 및 학업 촉진	5~10년간 유지된 멘토의 수	부서의 연차 보고
	승진한 멘토의 수	
멘토링 프로그램의 존재로 인한 강화된 신임 교수 선발과정	멘토링 프로그램의 존재가 그들의 지원 결정에서 중요했다고 말하는 신임 교수의 수 및 비율	멘토링 프로그램이 정착된 이후에 채용된 교수에 대한 설문조사
이전 멘티의 취직 및 학업적 성취	이곳 및 다른 곳에서 채용된 멘티의 수 및 비율	이전 멘티에 대한 설문조사 및 그들의 이력서 검토
	이전 멘티의 연구비 지원, 출판 및 학업적 진전	
멘토링 프로그램의 존재로 인한 강화된 신입 연수생 선발과정	멘토링 프로그램의 존재가 그들의 지원 결정에서 중요했다고 말하는 신임 교수의 수 및 비율	멘토링 프로그램이 정착된 이후에 채용된 연수생에 대한 설문조사
다른 기관에 대한 멘토링 프로그램 수출	(멘토링 프로그램에 대한) 도움을 얻고자 찾아오는 다른 기관의 수	부서 및 기관의 연례 보고서
	멘토링 프로그램이 정립된 다른 곳에 채용되는 교수의 수	다른 기관에 채용된 교수에 대한 설문조사

표 7.1 멘토십 프로그램의 목표 및 그 성과를 측정하는 방법 (계속)

B. 멘티		
개별 멘티의 구조		
목표	**측정 대상**	**측정 방법**
조직된 멘토링 시스템에 참여	그들은 자신의 멘토를 선택할 수 있었는가? 그들은 "좋은" 멘토를 찾았는가? 멘티가 되는 것에 대한 "매뉴얼" 또는 다른 안내서가 있었는가? 멘토 변경을 위한 시스템이 있었는가? 가용한 옴부즈맨이 있었는가?	
개별 멘티의 프로세스		
목표	**측정 대상**	**측정 방법**
효과적인 멘토링 시스템에 참여	멘토링 세션의 형식과 빈도가 그들의 요구를 충족하는가? 멘토링은 우선순위 설정, 시간관리, 불량기회(dys-opportunities), 지식생성, 지식보급, 학문적 이정표, 학술서류, 상어로부터 보호, 다음 일자리에 채용 등을 포함하는가? 멘토(또는 더 적당한 지명자)는 개인적인 문제를 다루는가? 긴급한 문제에 대한 멘토의 반응은 신속하고 도움이 되었는가?	멘티 설문조사 및 인터뷰

표 7.1 멘토십 프로그램의 목표 및 그 성과를 측정하는 방법 (계속)

목표	측정 대상	측정 방법
연구자, 교육자(및 임상의)로서 유능하다는 느낌	학업 능력과 자기효능감[9]	멘티 설문조사 및 인터뷰
그들이 좋은 학술적 직업을 갖게 되었다는 느낌	직무-설명 직무-만족도	멘티 설문조사 및 인터뷰
개별 멘티의 성과		
목표	**측정 대상**	**측정 방법**
생산성	수상한 동료평가 연구비 동료평가 논문	멘티 이력서
승진	대학 직급의 시간-코스	
일과 삶의 균형 및 소진 방지		멘티 이력서, 설문조사 및 인터뷰
C. 멘토		
개별 멘토의 구조		
목표	**측정 대상**	**측정 방법**
조직된 멘토링 시스템에 참여	멘토 훈련 프로그램이 가용했는가? 그들은 자신의 멘티를 선택할 수 있었는가? 멘토가 되는 것에 대한 "메뉴얼" 또는 다른 안내서가 있는가? 멘티 변경을 위한 시스템이 있는가? 옴부즈맨을 사용할 수 있었는가?	부서 및 기관의 문서

표 7.1 멘토십 프로그램의 목표 및 그 성과를 측정하는 방법 (계속)

개별 멘토의 프로세스		
목표	**측정 대상**	**측정 방법**
효과적인 멘토링 시스템에 참여	그들은 자신의 멘티 수를 제한할 수 있었는가? 멘티에게 주는 도움이 그들의 전문지식 밖의 문제였는가? 그들이 충분한 도움을 주지 못했을 때 다른 가용한 도움이 멘티에게 있었는가?	멘토 설문조사 및 인터뷰
멘토로서 유능하다는 느낌 멘토링을 즐김 자신의 멘토링 활동을 멘티가 평가해준다는 느낌 자신의 멘티에 대한 자부심 멘토링이 (시간과 에너지의 투입에도 불구하고) 자신의 학문적 경력을 강화했다는 느낌 자신의 멘토링 활동을 자신의 기관이 평가해준다는 느낌	멘토의 인식	멘토 설문조사 및 인터뷰
개별 멘토의 성과		
목표	**측정 대상**	**측정 방법**
생산성	수상한 동료평가 연구비 동료평가 논문	멘토 이력서
승진	학술적 진전	

프로세스 측정은 멘토링 워크숍에 대한 참석을 포함하며, 이는 이러한 행사의 참석 일지를 사용하여 평가할 수 있다. 궁극적으로 멘토십 프로그램은 교수의 채용 및 유지와 같은 성과에 영향을 주기 위해 개발된다; 이들 자료는 부서별 연차 보고서를 이용하여 수집할 수 있다.

개인의 수준에서는, 몇 가지 측정이 멘토나 멘티에 대한 멘토십의 효과를 평가하기 위해 고려될 수 있다. 구조적 측정은 멘토와 멘티가 사용하는 소통 방법(예: 이메일 또는 대면 만남)을 충족하는 데 이용되는 시간을 포함한다. 이들 데이터는 멘토와 멘티에 대한 설문조사를 통해 수집할 수 있다. 프로세스 측정은 의학교육에서의 자기효능감, 직무 만족, 멘토링 경험, 멘토링 워크숍 경험 등과 같은 항목을 포함한다.

우리는 다양한 도구 또는 프로세스 측정 결과 평가를 위한 프레임워크에 대해 설명하는 네 건의 연구를 발견했다.

1 교수진에 대한 설문조사에서, 펠드만(Feldman)과 그의 동료들은 의학교육에서의 자기효능감을 평가하기 위해 검증된 척도(주요 학업 능력 관련 자신감에 대해 1 = 약한 동의에서 9 = 강한 동의에 이르는 리커트 척도를 사용하여 점수가 주어지는 여섯 가지 질문을 포함하는)를 사용했으며, 멘토를 가진 교수는 멘토가 없는 교수보다 높은 자기효능감 점수를 보인다는 것을 확인했다[평균 점수 6.1 (SD 1.4) vs. 5.4 (SD 1.4), $p < 0.001$]. 이 결과가 교수들의 생산성 향상 또는 교수직 유지로 해석될 수 있을지는 불분명하다.

2 두타(Dutta)와 그의 동료들은 교수진에 대한 설문조사를 통해 멘토십의 효과를 평가했으며, 직업 만족도 및 직업 관련 웰빙을 측정하기 위해 검증된 척도를 사용했다. 그들은 멘토십이 직무 만족도 및 웰빙의 증진과 관련이 있음을 발견했다.

3 우리는 개인 수준에서 멘토링의 역할을 평가하는 검증된 도구 하나를 식별했다[7]. 이 도구는 멘토링의 역할에 대한 크램(Kram)의 이론을 이용하여 개발되었으며, 경력 및 심리사회적 발달의 관점에서 멘토링의 관계를 규정한다[7]. 그것은 다음의 33개 항목을 포함한다: 15개 항목은 5가지의 경력 측면의 역할(즉, 스폰서, 코치, 보호자, 도전자, 프로모터)에 대한 인식을 측정하고, 18개 항목은 6가지의 심리사회적 역할(즉, 친구, 사회 동료, 부모, 역할모델, 교사, 수용자)에 대한 인식을 측정한다[7]. 그것은 피츠버그대학의 '임상 중개 과학연구소'에 속한 141명의 연구 수련생을 대상으로 테스트되었으며, 이 연수생들은 자신들의 멘토링 관계 및 그 효과에 대해 일반적인 평가를 해줄 것을 요청받았다. 이 도구는 멘토링의 특성 포착에서 높은 신뢰도(모든 항목에 대한 피어슨 상관계수 > 0.60) 및 타당성(공인타당성, 피어슨 상관계수 > 0.55, 멘토십의 사회심리 및 직업적 역할 및 일반 평가에 대해)을 갖는 것으로 알려졌다. 시간이 지남에 따른 멘토십 관계의 변화에 대한 이 도구의 반응은 아직 평가되지 않았다. 또한 멘티와 멘토의 생산성 또는 관계의 유지 등의 측정에 대한 검증은 이루어지지 않았다.

4 아베딘(Abedin)과 그의 동료들은 멘토십의 역량에 대한 틀(frame work)을 개발하는 연구를 완료했다[9]. 그들은 미국의 네 주에 걸친 학자 및 멘토들로 이루어진 포커스그룹을 완료했으며, 이 자료를 문헌 고찰의 결과, 멘토 평가서의 검토 결과 및 전문가 패널의 토론 결과와 통합했다. 그들은 6개의 주제에 걸쳐 선정된 19개 항목의 역량(임상 교수의 멘토을 위한)을 찾아냈다—그 6개의 주제는 소통 및 관계 관리, 심리사회적 지원, 경력 및 전문분야 개발, 직업문화 적응 및 과학적 무결성(integrity), 자원 개발(resource development), 임상 교

수 개발이다. 그들이 역량 각각에 대한 정의 및 사례를 제공하지만, 그들에 대한 측정 방법이 불분명하기 때문에 그 유효성은 아직 평가되지 못하고 있다. 우리는 멘토십에 관심이 있는 사람들에게 미래 연구의 목표를 강조하기 위해 이 논문을 언급한다.

개인의 멘토십 경험에 대한 추가 정보는, 멘토 및 멘티들과의 인터뷰를 통해, 그 질적 데이터를 얻을 수 있다. 몇몇 연구가 이러한 목적에 이용될 수 있는 인터뷰 지침을 제공하고 있다[14, 15]. 우리는 이 정보가 (관계의 특성 및 멘토와 멘티에 대한 인지된 영향과 같은) 프로세스 측정에 대한 유용한 사항들을 제공할 수 있음을 알게 되었다.

개인 수준에서의 성과 측정(멘토와 멘티에 대한)은 논문과 동료 심사 연구비뿐만 아니라 교육의 효율성 점수 또는 수상과 같은 학술적 생산성 평가를 포함한다. 이러한 데이터는 연간 활동 보고서 또는 이력서에 대한 검토를 통해 얻을 수 있다. 마찬가지로, 멘토십 프로그램이 시작되고 5년 및 10년 뒤에 교수의 승진 및 교수직 유지의 시간 관련 정보를 수집할 수 있다.

전반적으로, 우리는 멘토십 또는 멘토링 프로그램의 효과를 측정하기 위한 몇 가지 도구 또는 전략을 발견했다. 대부분의 연구는 멘토링에 대한 만족도 또는 연구비 및 출판의 성공에 초점을 두고 있었다. 이러한 측정이 모든 경력경로에 대해 최적일 수는 없다. 예를 들어, 임상의 교육자/교수의 경우, 교육 수상 또는 교육의 효과성 점수뿐만 아니라 유지 및 승진에 대한 평가를 고려할 수 있다. 마찬가지로, 임상의 관리자의 경우 당신은 지역, 지방, 국가 및 국제적 수준에서의 지도자적 위치 관련 정보의 획득을 원할 수도 있다.

멘토십 프로그램의 효과를 평가하기 위한 방법 설계

멘토십 성과의 측정이 결정되면, 측정 방법 또는 평가 틀(frame work)의 설계를 고려해야 한다. 우리는 이때 정량적 또는 정성적 방법을 사용할 것을 권장한다. 정량적 방법은 무작위 시험, 중단된 시계열(interrupted time series), 통제 전후 연구, 다른 사람들의 단면 연구 등을 포함할 수 있다. 멘토십을 받을 참가자나 장소를 무작위로 선정하는 것은 어려울 수 있지만, 멘토링 프로그램의 요소는 무작위 시험에서 평가될 수 있다. 예를 들어, 멘토십 프로그램을 막 시작하는 경우, 당신은 멘토십 워크숍 참여에 대한 무작위 시험을 수행하여, 멘토와 멘티의 생산성 및 유지에 미치는 영향을 결정할 수 있다. 중단된 시계열은 멘토십 프로그램의 효과 평가를 위한 이상적인 설계이다. 이러한 설계에서 데이터는, 개입이 기본적인 경향성 이상의 효과가 있는지를 확인하기 위해, 개입 전과 후의 여러 시점에서 수집된다; 여기서 중요한 고려사항은 충분한 데이터 수집 시점을 확보하기 위해 경험이 풍부한 통계학자와 함께 일하는 것이다. 제어된 사전 및 사후 연구도 고려될 수 있다. 이 방법을 사용하면, 한 코호트(집단)는 개입에 대한 액세스를 받지만 다른 코호트는 받지 못한다. 성과 데이터는 개입 전 및 후에 수집된다.

당신이 단일 맥락(상황)에서의 개입에 대한 시험에 관심이 있는 경우, 비교할 수 있는 대조군을 식별하는 것은 (데이터 수집의 측면에서) 두 배의 노력을 필요로 하지만, 단순한 전후 연구보다는 훨씬 더 신뢰할 수 있는 결과를 제공한다. 우리가 문헌조사를 통해 확인한 멘토링 관련 연구의 대부분은 단면 연구였다; 이들 연구는 별개의 시점에서 실시되는 설문조사를 포함한다(예를 들어, 얼마나 많은 교수가 멘토를 가지고 있는가에 대한 조사). 또한 이 후자의 연구는 중첩된 코호트 연구를 완료하는 데 사용되었으며, 이로 인해 멘토가 있는 교수진은 없는 교수진과 비교된다(생산성 또는 승진 소요 기간 등의 결과 비교를 통해). 이 장에서는 이러한 다양한 평가 방법에 대한 자세한 설명을 포함하지 않으며, 대신 이에 대한 추가적인 정보를 원하는 독자는 임상역학 교재를 참고한다[16].

연구 디자인(설계)의 선택을 위해서는, 당신의 환경에서 사용 가능한 측정 전략(방법)들에 대한 고려가 필요하다; 예를 들어, 교수진에 대한 연간 설문조사 또는 연간 활동 보고서에 대한 검토를 수행할 수 있는가? 당신이 선택한 설계에 필요한 자원은 무엇인가? 이 데이터 수집 전략은 향후 3년 또는 5년 동안 지속 가능한가? 또한 연구 설계의 실현 가능성은 데이터 수집이 참가자들에게 너무 부담이 되지 않도록 하는 것과 관련이 있다. 예를 들어, 당신은 2년에 한 번 교수 설문조사를 실시하고 이 정보를 연간 활동 보고서의 검토를 통해 매년 보완하는 것을 고려할 수 있다. 개별 인터뷰도 리소스가 될 수 있으며, 당신은 그것을 매년 실시하는 것을 원치 않을 수도 있다. 그러나 그것들은 시간이 지남에 따라 멘토십 경험에 대한 풍부한 정보 소스가 될 수 있다.*

정성적 방법은 정량적 평가를 보완할 수 있고 멘토링 프로그램의 충실도에 대한 풍부한 정보를 제공한다(예를 들어, 멘토십 교육 개입의 다양한 요소 중에 어떤 요소를 교수들이 실제로 받았는가?). 인터뷰, 포커스그룹, 문서분석(예: 부서별 정책의 검토) 등은 정성적 데이터의 잠재적 소스이다. 이 정보는 멘토십 프로그램의 지속 가능성을 알 수 있게 하며, 이 프로그램을 통해 해결될 필요가 있는 멘토십의 새로운 도전(문제)을 식별할 수 있게 한다; 이것에 대한 추가적인 논의는

---

* 주목할 점은 이것이 수련생과 주니어 교수들이 교육 학문에 참여할 수 있는 좋은 기회라는 것이다; 예를 들어, 각 부서는 멘토링 프로그램의 평가 및 그 후속 보완을 신임 임상의교수에게 의뢰할 수 있다.

다음 장의 '멘토십 프로그램의 확대 및 지속'에서 이루어질 것이다. 정성적 방법에 대한 추가적인 내용은 정성적 연구방법에 대한 교재를 참고한다[17].

결론 및 시나리오 분석

멘토십 프로그램의 효과에 대한 평가는 개인(멘토와 멘티 포함) 및 기관을 대상으로 할 수 있다. 평가 전략을 개발할 때는 정량적 및 정성적 방법을 고려해야 한다. 또한 당신은 그 효과의 평가에 대한 당신의 관심과 시간이 지남에 따라 당신이 수집할 수 있는 데이터(자원)의 균형을 맞출 필요가 있다. 또한 교수진에게 설문조사 및 인터뷰에 참여하도록 요청할 경우 그 데이터의 수집이 그들에게 너무 부담이 되지 않게 해야 한다.

이 장 도입부의 시나리오로 돌아가서, 당신이 멘토십 프로그램을 시작할 때 당신은 서로 다른 경력경로 및 직급을 대표하는 교수들로 이루어진 이해관계자 자문그룹을 조직했는데, 이는 그들의 요구가 충족될 수 있도록 하고, 전략의 지속 가능성이 고려될 수 있게 하기 위한 것이었다. 당신은 아래에 설명된 것과 같은 개인 및 부서 수준에서의 데이터 수집을 포함하는 평가 전략을 수립했다.

개인(멘토와 멘티) 수준에서:

- 그들이 멘토가 있는지와 (있다면) 그 멘토와 경험(박스 7.1), 그리고 자기효능감, 직무 만족도, 직무 관련 웰빙 등에 대한 질문을 포함하는, 부서 구성원에 대한 설문조사를 격년으로 실시한다.
- 부서 구성원의 이력서/연간 활동 보고서를 매년 검토하고, 다음과 같은 데이터를 추출한다: 출판, 승진, 연구비, 수상, 리더십

위치 등. 중단 시계열 디자인의 사용을 결정하고, 개입 5년 전에 서 5년 후까지의 연간 데이터를 사용한다.

- 모든 경력경로 및 직급에 걸친 교수에 대한 유의추출법(purposive sampling)을 이용하여 부서의 구성원들을 인터뷰한다. 이것을 격년으로 진행하는 이유는 설문조사 데이터를 보완하기 위한 것이며, 이를 통해 당신은 멘토에 대한 인식 및 경험을 탐구하게 될 것이다(박스 7.2).

부서 수준에서:

- 매년 개최되는 멘토링 워크숍의 수 및 이에 참석하는 교수의 수를 확인하기 위해 부서별 연례 보고서를 검토한다.
- 부서 내에서 멘토십 촉진자(운영자)가 있는 과(division)의 수를 확인하기 위해 부서별 연례 보고서를 검토한다.
- 멘토십 프로그램의 시작 후 5년 및 10년 시점까지 교수직을 계속 유지하는 교수의 수를 확인하기 위해 해당 시점에서 부서의 연례 보고서를 검토한다.
- 멘토가 있는 새로운 또는 주니어 교수의 수를 확인하기 위해 교수진의 연간 활동 보고서를 검토한다.

당신은 프로그램 시작 후 가용한 첫 2년 동안의 데이터에 대한 분석을 완료하여(설문조사 및 인터뷰 결과 포함), 그 결과를 당신 부서에 제시했다.

부서별 연간 리뷰에 대한 검토를 통해, 당신은 하나를 제외한 모든 과(division)에서 멘토십 촉진자(운영자)를 가지고 있음을 보고한다. 당신 팀은 이미 이 문제를 탐구 과제로 선정했었으며, 공석이 된 자리에 있던 멘토십 운영자는 현재 안식년 중에 있으며 그 자리에 대리 근무자는 지정되지 않은 것으로 확인되었다.

이 문제는 관련 부서장과의 조속한 토론을 통해 해결할 수 있었다.

설문조사를 통해, 부서의 새로운 또는 주니어 교수의 95%가 멘토가 있음이 확인되었고, 이는 프로그램 시행 전의 20%와 비교되는 것이었다. 중반 경력 이상 교수의 약 절반이 멘토가 없었지만 그들은 멘토를 갖기를 원했다; 연장자 교수들의 멘토십에 대한 관심은 (멘토십 프로그램이 시행되기 전의, 교수들에 대한 당신의 설문조사 결과와 비교하여) 더 증가했다. 부서 구성원의 거의 절반이 적어도 하나의 멘토십 워크숍에 참가했다. 멘토가 있는 부서 구성원의 대부분은 그 관계가 자신의 경력과 직무 만족도에 긍정적인 영향을 주었다고 말한다.

정성적 데이터에 의하면, 멘토와 멘티는 그 관계를 의미 있고 생산적인 것으로 인식하고 있음을 알 수 있다. 이 관계를 저해하는 요소는 멘토와 멘티의 만남을 위한 시간 부족 등을 포함한다. 참가자 중 일부는 승진 과정에서 멘토십의 가치가 평가되는지 불분명하다고 말했고, 당신은 이 주제를 부서에서 논의할 문제로 선정했다.

전반적으로, 당신은 학과장에게 예비 데이터는 더 많은 부서 구성원들이 멘토가 있으며 그들은 그것이 그들의 생산성과 만족도에 긍정적인 영향을 미친 것으로 생각한다는 것을 보여준다고 보고한다. 당신은 중단 시계열 디자인을 이용하여 생산성, 승진, 교수의 유지 등에 대한 효과를 확인할 수 있게 되는 3년 뒤에는 더 많은 정보를 사용할 수 있을 것이라고 보고한다. 또한 당신은 프로그램의 개선을 위한 몇 가지 문제를 선정했는데, 그것은 새로운 멘토십 촉진자(운영자) 식별 문제 및 승진 및 평생 교수직에 대한 검토에 멘토십이 포함되는 것을 보장하는 문제 등을 포함했다.

박스 7.1 교수진에 대한 설문조사

1 다음은 당신의 멘토가 최근 1년 동안 당신의 경력개발 및 성공에 어느 정도 역할을 했다고 생각하는지에 대한 항목들이다. 다음의 항목에 대한 당신의 동의 정도를 표시한다.

	매우 비동의	비동의	동의도 반대도 않음	동의	매우 동의
a) 나의 멘토는 내 경력개발에 부정적인 영향을 미쳤다					
b) 나의 멘토는 내 성공에 부정적인 영향을 미쳤다					
c) 나의 멘토는 내 성공에 긍정적인 영향을 미쳤다					
d) 나의 멘토는 내 경력개발에 긍정적인 영향을 미쳤다					
e) 나의 멘토와 나는 나의 진전에 대해 논의하기 위해 정기적으로 만난다					
f) 나의 멘토는 내가 연구 기회와 관련하여 전략적일 수 있도록 도왔다					

(계속)

	매우 비동의	비동의	동의도 반대도 않음	동의	매우 동의
g) 나의 멘토는 연구비 기회와 관련하여 내가 전략적일 수 있도록 도왔다					
h) 나의 멘토는 내가 학술 회의에서 내 연구 발표와 관련하여 전략적일 수 있도록 도왔다					

2 멘토링 관계에 대한 현재 당신의 평가를 표시하는 항목들이다.

i) 나의 멘토는 내가 학술 회의에서 내 연구 발표와 관련하여 전략적일 수 있도록 도왔다					
j) 나의 멘토와 나의 관계는 좋았다					
k) 나는 멘토와 만남의 시간을 충분히 가졌다					
l) 나는 멘토와 좀 더 자주 만나기를 원했다					
m) 나는 멘토와 좀 더 드물게 만나기를 원했다					
n) 나는 멘토와 학술 활동에 대해 이야기하는 것이 편안했다					

박스 7.2 멘토와 멘티에 대한 인터뷰 질문 샘플

멘티 인터뷰

1 당신의 멘토십 관련 경험에는 무엇이 있는가?

2 언제, 어떻게 당신의 멘토-멘티 관계가 설정되었는가, 그리고 (그것은 공식적 요건에 의한 것이었는가, 아니면 그것은 필요에 따라 "단지 우연히 결정된" 것이었는가)?

3 멘토를 찾아서 그와의 관계를 구축하는 것이 얼마나 어려운/쉬운 일이었는가?

4 촉진자(운영자)가 멘토를 확인하는 데에 대한 어떤 장벽이 있었는가?

5 멘토링을 받으면서 당신은 그 어떤 장벽(예를 들어, 재정적, 문화적 장벽 등)을 느꼈는가?

6 당신은 자금지원 기관이 이러한 장벽 극복을 위해, 그리고 멘토십 관계의 성공을 촉진하기 위해 무엇을 할 수 있다고 생각하는가? 당신은 멘토십과 관련하여 그들에게 조언하고 싶은 것이 있는가?

7 자금지원 기관은 멘토나 멘티를 코치하기 위한 그 어떤 멘토 개입(mentor intervention)을 수립해야 하는가?

8 당신은 어떤 교수가 적어도 멘토가 되기 전에는 멘토링 관련 공식적인 훈련이나 '지속적인 의학교육(CME)'을 받아야 한다고 생각하는가? (그들이 정보 세션이 가능해야 한다고 말한다면, 그것은 멘티, 멘토 또는 둘 모두에게 가능해야 하는가).

9 당신의 멘토는 누구인가? 이름________ 전화번호________

10 당신은 멘토와 얼마나 자주 만나는가?

11 당신은 멘토로부터 무엇을 받는가? 당신은 멘토와 무엇에 대해 토론하는가? 멘토에게 당신이 기대하는 것은 무엇인가?

12 당신이 성공적인 멘토링 관계의 요소로 생각하는 것은 무엇인가? 실패한 멘토링 관계의 요소는?

13 실패한 멘토링 관계를 경험한 경우, 그것이 당신과 당신 멘토에게 미친 영향은 무엇인가?

(계속)

14 당신은 누군가를 멘토링하고 있는가?
15 당신은 멘토가 멘토링을 할 때 어떤 역할을 해야 한다고 생각하는가?
16 당신은 정규 멘토링 프로그램 조직에서 어떤 관련 자료를 확인할 수 있는가?
17 당신의 자금 신청 준비 과정에서 당신 멘토의 역할은 무엇이었나? 그 과정에서 당신의 멘토십 관련 경험은 무엇이었나?
18 당신은 멘토십과 관련하여 자금 제공자, 대학교 관계자, 또는 기타 사람들에게 하고 싶은 말이 있는가?
19 당신은 멘토십 관련 당신의 경험에 대해 추가할 다른 의견이 있는가?

멘토 인터뷰

1 당신의 멘토십 관련 경험에는 무엇이 있는가?
2 당신의 멘토-멘티 관계는 언제, 왜 설정되었는가? (그것은 공식적 요건에 의한 것이었는가, 아니면 필요에 따라 "단지 우연히 결정된" 것이었는가)?
3 멘토링 관계의 특성은 어느 정도까지 공식적으로 인정되는가?
4 당신은 멘토십과 관련하여 자금지원 기관들에게 조언하고 싶은 것이 있는가?
5 당신은 당신 멘티와의 관계를 어떻게 특징짓는가?
6 당신이 성공적인 멘토링 관계의 요소로 생각하는 것은 무엇인가? 실패한 멘토링 관계의 요소는?
7 실패한 멘토링 관계를 경험한 경우, 그것이 당신과 당신 멘티에게 미친 영향은 무엇인가?
8 멘토링을 제공하면서 그들은 그 어떤 장벽(예를 들어, 재정적, 문화적 장벽 등)을 느꼈는가?
9 당신은 자금지원 기관이 이러한 장벽 극복을 위해, 그리고 멘토십 관계의 성공을 촉진하기 위해 무엇을 할 수 있다고 생각하는가? 당신은 멘토십과 관련하여 그들에게 조언하고 싶은 것이 있는가?
10 당신은 누군가가 멘토가 되기 전에 정식 교육 또는 CME를 받아야 한다고 생각하는가?

(계속)

11 당신은 당신 경력의 다양한 측면(예: 임상, 연구, 정치 등)에 대한 멘토십을 가진 적이 있었는가? 서로 다른 멘토 유형의 가치는 무엇인가?
12 멘토로서의 역할에서, 당신은 무엇을 하기를 목표로 하는가?
13 당신은 멘토가 멘토링을 할 때 어떤 역할을 해야 한다고 생각하는가?

참고문헌

1. Sambunjak D, Straus SE, Marusic A. Mentoring in academic medicine: a systematic review. JAMA 2006; 296; 1103–15.
2. Straus SE, Straus C, Tzanetos K. Career choice in academic medicine: a systematic review. J Gen Int Med 2006; 21: 1222–9.
3. Sambunjak D, Straus SE, Marusic A. A systematic review of qualitative research of the meaning and characteristics of mentoring in academic medicine. J Gen Int Med 2010; 25: 72–8.
4. Curtis P, Dickinson P, Steiner J, Lanphear B, Vu K. Building capacity for research in family medicine: is the blueprint faulty? Fam Med. 2003; 35: 124–30.
5. Wise MR, Shapiro H, Bodley J, *et al.* Factors affecting academic promotion in obstetrics and gynaecology in Canada. J Obstet Gynaecol Can. 2004; 26: 127–36.
6. Dutta R, Hawkes SL, Kuipers E, *et al.* One year outcomes of a mentoring scheme for female academics: a pilot study at the Institute of Psychiatry, King's College London. BMC Med Educ 2011; 11: 13.
7. Dilmore TC Rubio DM, Cohen E, *et a*l. Psychometric properties of the mentor role instrument when used in an academic medicine setting. Clin Transl Sci 2010; 3: 104–8.
8. Feldman MD, Huang L, Guglielmo BJ, *et al.* Training the next generation of research mentors. Clin Trans Sci 2009; 2: 216–21.
9. Abedin Z, Biskup E, Silet K, *et al.* Deriving competencies for mentors of clinicaland translational scholars. Clin Transl Sci 2012; 5: 273–80.
10. Graham ID, Logan J, Harrison MB, *et al.* Lost in knowledge translation: time for a map? J Cont Edud Health Prof 2006; 26: 13–24.
11. Straus SE, Graham I, Wong A, *et al.* Development of a mentorship strategy: A knowledge translation case study. J Cont Educ Health Prof 2008, 28: 117–22.
12. Gusic ME, Zenni EA, Ludwig S, First LS. Strategies to design an effective mentorship program. J Ped 2009; 11: 173–4.
13. Donabedian A. The quality of care. How can it be assessed? JAMA 1988; 260: 1743–8.
14. Straus SE, Chatur F, Taylor M. Issues in the mentor-mentee relationship in

academic medicine: qualitative study. Acad Med. 2009; 84: 135–9.

15. Straus SE, Johnson MO, Marquez C, Feldman M. Characteristics of successful and failed mentoring relationships: qualitative study across two institutions. Acad Med 2013; 88: 82–9.
16. Haynes RB, Sackett DL, Guyatt GH, Tugwell P. *Clinical Epidemiology: How to do clinical practice research*. Philadelphia: Lippincott, Williams and Wilkins, 2005.
17. Creswell J. *Qualitative Inquiry and Research Design*. Thousand Oaks, CA: Sage Publications, 1997.
18. Warr PB, Cook J, Wall T. Scales for the measurement of some work attitudes and aspects of psychological well-being. J Occup Psychol 1979, 52: 129–48.
19. Warr PB: The measurement of well-being and other aspects of mental health. J Occup Psychol 1990, 63: 193–210.

제 8 장 멘토십 프로그램을 확대 및 지속하는 방법

시나리오

당신이 멘토십 프로그램에 대한 평가를 제시한 후, 학과장은 당신을 불러 당신이 제시한 예비 자료에서 확인된 문제의 일부를 당신이 직접 해결해줄 것을 원한다. 즉, 당신이 멘토십을 중반 경력 이상의 시니어 교수들에게도 제공하기 위해 멘토십 프로그램을 확대하고, 향후 5년 동안 프로그램을 유지하기 위한 계획을 간략하게 작성해주기를 원한다. 당신 팀은 멘토십 프로그램을 학과장이 신뢰한다는 소식이 반가웠으며, 관련 전략 수립을 위한 브레인스토밍 회의를 반나절 동안 개최하기로 결정한다.

당신 기관의 멘토십 프로그램을 확대하는 방법은?

먼저, 어디까지 확대할지를 고려해야 한다. 예를 들어, 부서의 모든 구성원을 대상으로 프로그램을 확대할 계획인가? 전체 교수진을 대상으로 확대할까? 아니면, 대학 전체를 대상으로? 어떤 한 환경 또는 부서에서 잘 작동하는 프로그램이 다른 상황에서는 잘 구현되지 않을 수도 있다. 예를 들어, 멘티를 위한 예비 멘토의 비율이 높은 부서를 위해 개발된 멘토십 프로그램은 많은 예비 멘티에 비해 적은 교수진을 가진 부서에서 수정될 필요가 있다.

멘토십 프로그램이 처음에는 단지 한 부서 또는 기관에서 시작된 경우, 그 프로그램을 확대하는 것이 필요할 수 있다. 마찬가지로, 초기의 프로그램 시작은 한 그룹의 교수진(예: 신임 또는 주니어 교수)만을 타깃으로 했을 수 있다. 이 경우—일단 실시해보고 그것이 성공적일 경우, 다른 직급 및 경력경로의 교수진도 포함할 장기 계획하에—한 그룹의 교수진(예: 신임 또는 주니어 교수)만을 타깃으로 했을 수 있다. 일부 프로그램들은 임상 교수를 대상으로 시작했지만, 이후 임상의교수 및 관리자들을 포함했다.

멘토십 프로그램 확대의 목표와 관계없이, 그 전략을 개발할 때는 우리가 (제6장에서) 설명한 다음의 문제들을 고려해야 한다.

- 교수진/과/부서의 요구
- 멘토십 및 멘토십 프로그램의 시행에 대한 장벽 및 촉진제
- 멘토십 프로그램을 이러한 장벽 및 촉진제에 적응시키는 방법

또한 당신은 다른 부서 또는 직위로의 프로그램 확대에 필요한 자원을 고려할 필요가 있다. 이전과 마찬가지로, 성공의 열쇠는 확장 관련 대상들 및 그 확장에 필요한 자원을 통제하는 사람들 그 모두를 그 사업에 어떻게 적절히 참여시키는가 하는 것이다.

당신 기관의 멘토십 프로그램을 지속하는 방법은?

멘토십 프로그램을 시작하기 전, 당신은 그것의 지속 가능성을 고려할 필요가 있다: "프로그램의 채택을 위한 초기 노력이 완료된 후, 그 프로그램이 어느 정도 지속적으로 사용될지의 가능성이다"[1]. 프로그램의 지속을 위한 자원(재정 또는 사람)이 부족한 경우, 아무리 정교하고 복

잡한 멘토십 프로그램을 개발해도 아무 소용이 없다. 불행하게도, 번햄(Burnham)의 연구팀은 그들이 연구한 '학술건강과학센터'의 멘토십 프로그램들 중 단지 44%만이 연간 25,000달러의 예산을 집행했으며, 다른 대부분의 센터는 그보다 적었음을 보고했다![2]

우리는 멘토십 프로그램의 지속성을 특정해 다룬 연구를 찾지 못했다. 개입(멘토링)의 효과에 대한 지속적인 모니터링을 통해 멘토십은 지속될 수 있으며; 개입의 효과가 시간이 지남에 따라 감소하는 경우, 그 구성요소와 지원에 대한 수정과 보완이 이루어져야 한다. 우리는 멘토링 프로그램에 대한 지속적인 모니터링을 고려하는 것이 (약물 사용에 대한 시판 후 모니터링과 유사하게) 유용하다는 것을 발견했다. 개입과 관련한 새로운 부작용이 지적되고 있는가? 개입의 이점이 시간이 지남에 따라 감소하는가? 만약 그렇다면, 왜 이런 일이 생기는 걸까? 이들 질문에 답하기 위해서는 정량적, 정성적 데이터 모두가 필요하다. 정량적 데이터는 당신이 보기를 원하는 효과를 지속적으로 보고 있는지를 판단할 수 있게 하고, 정성적 데이터는 그 효과에 영향을 주는 요소들을 식별할 수 있게 한다. 예를 들어, 아마도 부서 리더십의 변화는 프로그램을 시작할 당시 주어졌던 환경 및 재정적 지원을 감소시키는 요인이 될 수 있으며, 이는 프로그램의 쇠퇴로 이어질 수 있다. 정성적 데이터는 이러한 쇠퇴를 식별하게 하며, 당신이 그러한 지원의 감소에 대처할 방법 및 당신 멘토십 프로그램의 가장 중요한 요소들을 강화하는 방법 등을 보여준다.

지속성 모델은 일반적으로 프로세스, 스태프(직원) 및 조직 이 세 가지 핵심 요소를 고려한다[18]. *프로세스 영역*은 다음을 포함한다:

- 프로그램의 혜택(멘토십 그 자체 및 멘토십 프로그램에 참여하는

것으로부터)

- 이러한 혜택이 발생한다는 것에 대한 증거의 신뢰성(우리가 이전 장에서 제시했던 것과 같은)
- 시간 경과에 따른 멘토, 멘티 및 부서의 요구 변화에 대응하는 프로그램의 적응성
- 모니터링 방법과 실행의 적절성

*직원 영역*은 교육 및 참여(가용한 워크숍에 대한 멘토와 멘티의 참여), (멘토와 멘티 모두의) 행동 및 고위 리더십으로부터의 지지를 포함한다. 마지막으로, *조직 영역*은 조직의 목표와 문화가 멘토십을 촉진하는지 여부 및 멘토와 멘티에 대한 충분한 인프라가 지원되는지 여부를 결정한다.

프로그램 실행 관련 문헌[18]들은 이들 요인을 지속성 전략에 기여할 수 있는 다음의 일곱 가지 질문으로 통합할 것을 제시한다:

1 멘토십의 필요성이 명확하게 확인되었는가?
2 멘토십 프로그램의 장점은 그 해악보다 큰가?
3 멘토십 프로그램의 지속을 위한 적절한 리더십이 적소에 존재하는가?
4 멘토십 프로그램의 유지에 필요한 자원에는 무엇이 있는가(예: 재무, 인력, 인프라 등)?
5 멘토십 프로그램이 부서 또는 기관의 문화에 부합하는가?
6 다른 어떤 개입(프로그램)이 조직의 한정된 자원을 두고 경쟁하게 될 것인가?
7 멘토십 프로그램의 유지 관련 도움을 요청하기 위해 접근할 수 있는 오피니언 리더 또는 지지자는 누구인가?

결론 및 시나리오 분석

(제7장에서 설명했던) 부서별 설문조사에서, 멘토십 프로그램은 시니어 교수들 사이에서 멘토링에 대한 관심을 더 자극한 것으로 확인되었다. 당신 팀은 이 그룹에 당신들의 노력을 집중하기로 결정하고, 다음을 시도한다:

- 각 부서의 책임자에게 교수진(멘토가 없는)과 멘토십 운영자를 연결하기를 요청한다; 각 부서 멤버들과의 연간 리뷰는 이에 대한 기폭제가 될 것이다
- 멘토십 운영자가 이러한 요구를 충족하기에 충분한 시간을 보장받을 수 있도록 부서의 책임자 및 학과장에게 요청한다.
- 시니어 교수들을 위한 멘토십 관련 워크숍을 개최한다.
- 정성적 인터뷰 및 설문조사에 중반 경력 이상의 시니어 교수들을 포함한다. 이 인터뷰와 설문조사는—멘토십 프로그램이 대상자들의 요구를 충족시키는지에 대한 평가 전략의 일환으로 2년에 한 번 실시되는—중반 경력 이상의 시니어 교수들을 포함한다.

또한 당신의 워킹그룹은 멘토십 프로그램의 지속성을 최적화하기 위한 방법을 개발했으며, 그것은 다음을 포함한다:

- 제7장에서 설명된 전략을 사용하여 멘토십 프로그램의 효과에 대한 지속적인 모니터링: 당신은 지속적으로 프로그램을 수정하기 위해, 그리고 학과장에게 보고할 연례 보고서 작성을 위해 이 프로세스를 통해 얻은 데이터를 사용한다.
- 지속적인 재정 및 기타 지원을 통해 부서별 멘토십 지지자가 유지되도록 보장한다: 프로그램의 확장으로 인해 그들의 책임이 증가했음을 감안하여, 당신은 학과장에게 추가의 자금지원을

요청한다.

- 승진 및 임기 심사에서 멘토십이 정당한 평가를 받도록 한다: 당신 팀은 부서의 모든 구성원들에게 요구되는 학술 이력서 및 연례 보고서에 포함될 템플릿(표 8.1)을 개발한다. 당신과 학과장은 멘토링을 교수들의 승진 평가에 포함시킬 계획 수립을 요청하기 위해 학장과의 만남을 신청한다.

표 8.1 멘토십 활동의 효과

멘티의 이름	멘티의 직위	날짜	멘토십의 성과*

* 멘토십의 성과는 개발 및 구현된 교육과정, 연구비 수령, 원고 출판, 각종 수상 등을 포함할 수 있으며, 다른 잠재적인 성과의 예들은 제7장을 참조하기 바란다. 우리는, 데이터 수집이 멘토에게 부담이 되지 않도록 하기 위해, 이 표를 의도적으로 단순화했음에 유의한다.

- 주니어 및 시니어 교수들의 멘토를 대상으로 한 부서별 연간 시상을 개발한다.
- 멘토십 프로그램을 개발하는 그룹의 권한(위임 사항)을 강화한다: 당신은 워킹그룹 신규 멤버는 3년 임기(한 번 재선 가능)를 보장한다는 내용의 향후 5년간 적용될 프로그램을 학과장에게 제시한다.

참고문헌

1. Burnham EL, Schiro S, Fleming M. Mentoring K scholars: strategies to support research mentors. Clin Transl Sci 2011; 4: 199–203.
2. Davis B, Edwards N. Sustaining knowledge translation interventions, In: SE Straus, J Tetroe, I Graham (eds). Knowledge Translation in Health Care. Wiley Blackwell, 2009.

찾아보기

역자 소개

정욱진

연세대학교 의학과 졸업
연세대학교 대학원 의학박사
가천대학교 의학전문대학원 학생부원장
가천대학교 의학전문대학원 의학교육실장
스탠포드대학교 심혈관내과 초빙교수
가천대길병원 심장내과 과장
현) 가천대학교 의과대학 심장내과 교수
가천심혈관연구소 부소장
대한심부전연구회 총무이사
대한고혈압학회 교육이사

박귀화

부산대학교 일반대학원 교육학과 석사
중앙대학교 대학원 교육학박사
현) 가천대학교 의과대학 의학교육학과 교수
한국의학교육학회 학술간사
한국의학교육평가원 제도위원

안석배

연세대학교 사회학과 졸업
영국 옥스포드대학 로이터펠로우십 수료
교육부 수능개선자문위원회 위원
현) 조선일보 교육팀장
조선일보 사회정책부 차장
한국연구재단 인문사회연구본부 언론홍보협의회 위원

의학에서의 멘토링

Mentorship in Academic Medicine

발행일 2016년 6월 30일 초판 발행
저자 Sharon E. Straus, David L. Sackett | **역자** 정욱진, 박귀화, 안석배
발행인 홍진기 | **발행처** 아카데미프레스 | **주소** 413-756 경기도 파주시 문발동 출판정보산업단지 507-9
전화 031-947-7389 | **팩스** 031-947-7698 | **이메일** info@academypress.co.kr
웹사이트 www.academypress.co.kr | **출판등록** 2003. 6. 18 제406-2011-000131호
ISBN 978-89-97544-85-1 93510

값 15,000원